Keyla Jiménez
Henry Suárez
Iskra Suárez

Prevalencia del grado hiponatremia en pacientes con cirrosis hepática

Keyla Jiménez
Henry Suárez
Iskra Suárez

Prevalencia del grado hiponatremia en pacientes con cirrosis hepática

Grado de hiponatremia en pacientes con cirrosis hepática ingresados en el área de gastroenterología en Hospital público

Editorial Académica Española

Imprint

Any brand names and product names mentioned in this book are subject to trademark, brand or patent protection and are trademarks or registered trademarks of their respective holders. The use of brand names, product names, common names, trade names, product descriptions etc. even without a particular marking in this work is in no way to be construed to mean that such names may be regarded as unrestricted in respect of trademark and brand protection legislation and could thus be used by anyone.

Cover image: www.ingimage.com

Publisher:
Editorial Académica Española
is a trademark of
Dodo Books Indian Ocean Ltd. and OmniScriptum S.R.L publishing group

120 High Road, East Finchley, London, N2 9ED, United Kingdom
Str. Armeneasca 28/1, office 1, Chisinau MD-2012, Republic of Moldova, Europe
Printed at: see last page
ISBN: 978-613-9-46666-5

INDICE GENERAL

ÍNDICE DE TABLAS

RESUMEN

Introducción: La hiponatremia es una alteración hidroelectrolítica que se define como una concentración sérica de sodio menor de 135 mEq/L o 135 mmol/L, siendo el desequilibrio de los electrolitos de mayor frecuencia en la práctica clínica; en pacientes con cirrosis, se considera hiponatremia cuando el sodio sérico es menor de 130 mEq/L. **Objetivo:** Estimar la prevalencia de los grados de hiponatremia en pacientes con Cirrosis Hepática ingresados en el área de Gastroenterología en el Hospital General del Norte de Guayaquil IESS Los Ceibos en el período de enero 2021 a junio 2022. **Metodología:** El estudio fue observacional, de carácter retrospectivo, transversal, descriptivo; se analizó una muestra de 111 pacientes cuya información se obtuvo de las historias clínicas. **Resultados:** Se identificó la predominancia del sexo femenino (50,5%), así como las edades entre 51 a 70 años (64,9%); el 63,1% utilizó diuréticos y el 72,1% mantuvo una estancia hospitalaria de 1 a 15 días. También se identificó que la hiponatremia leve tuvo una prevalencia del 23,7%, la hiponatremia moderada una tasa del 10,1% y la hiponatremia grave una tasa del 1,3%. Referente a las comorbilidades, el cáncer fue la única que se relacionó con los grados de hiponatremia (sig. 0,049 < 0,05), ubicándose mayoritariamente en el nivel moderado. La mayoría de los pacientes presentó cirrosis descompasada (80,2%), donde el 51,4% se situó en el grado de hiponatremia leve. Por otro lado, la HDA fue la única complicación que se relacionó con el grado de hiponatremia (sig. 0,032 < 0,05), destacando el 23,4% con hiponatremia leve. **Conclusión:** Se concluye que la prevalencia de hiponatremia en pacientes con cirrosis a nivel general fue del 35,1%.

Palabras clave: Prevalencia, hiponatremia, grado de hiponatremia, cirrosis hepática, estadio clínico de la cirrosis.

ABSTRACT

Introduction: Hyponatremia is a hydroelectrolytic alteration that is defined as a serum sodium concentration lower than 135 mEq/L or 135 mmol/L, being the most frequent electrolyte imbalance in clinical practice; in patients with cirrhosis, hyponatremia is considered when the serum sodium is less than 130 mEq/L. **Objective:** To estimate the prevalence of grading of hyponatremia in patients with Liver Cirrhosis admitted to the Gastroenterology area at the Hospital General del Norte de Guayaquil IESS Los Ceibos in the period from January 2021 to June 2022. **Methodology:** The study was observational, of retrospective, transversal, descriptive character; A sample of 111 patients whose information was obtained from medical records was analyzed. **Results:** The predominance of the female sex (50.5%) was identified, as well as the ages between 51 and 70 years (64.9%); 63.1% used diuretics and 72.1% maintained a hospital stay of 1 to 15 days. It was also identified that mild hyponatremia had a prevalence of 23.7%, moderate hyponatremia with a rate of 10.1%, and severe hyponatremia with a rate of 1.3%. Regarding comorbidities, cancer was the only one that was related to the grade of hyponatremia (sig. 0.049 < 0.05), being mostly located at the moderate level. Most of the patients presented decompensated cirrhosis (80.2%), where 51.4% were in the degree of mild hyponatremia. On the other hand, HDA was the only complication that was related to the grade of hyponatremia (sig. 0.032 < 0.05), highlighting 23.4% with mild hyponatremia. **Conclusion:** It is concluded that the prevalence of hyponatremia in patients with cirrhosis at a general level was 35.1%.

Key words: Prevalence, hyponatremia, grades of hyponatremia, liver cirrhosis, cirrhosis clinical stage.

INTRODUCCIÓN

La cirrosis es una enfermedad de gran repercusión en la salud pública que debe ser considerada de mucho interés. En los últimos años la tendencia ha presentado un leve ascenso a nivel mundial (1).

Según la exploración de los resultados del estudio Global Burden of Disease 2019 se estima que esta patología causó 1,472,011.82 defunciones a nivel mundial lo que representa 2.60% de los decesos durante dicho año (2).

.En EE.UU. 5.5 millones de personas (representando el 2% de la población estadounidense) han sido diagnosticadas con Cirrosis, ocupando el séptimo lugar de causa de muerte en dicho país (3).

En Ecuador, según datos del Instituto Nacional de Estadística y Censos 2021, la cirrosis hepática se ubica en el puesto 85 de la lista de morbilidades. Con respecto a la mortalidad, esta patología ha disminuido en comparación a otros años. Se ubica en el 10mo lugar dentro de las 10 principales causas de muerte con 2.481 personas representando un 2.4%. La cirrosis en hombres y mujeres se ubica en el puesto 9, con 2.4% y 1.9%, respectivamente (4).

La cirrosis hepática es el estadio final del daño hepático crónico, y se caracteriza por una fibrosis que genera una distorsión de la arquitectura hepática normal con destrucción del tejido funcional, siendo reemplazado por tejido nodular sin recuperación completa de la función hepática, que puede desencadenar en varias complicaciones como la hipertensión portal (várices esofágicas, ascitis), con la posibilidad de progresar a un hepatocarcinoma, una falla hepática o la muerte (5).

La fisiopatología de la cirrosis hepática, independientemente de la etiología, se produce a partir de una reacción de reparación como respuesta al daño e inflamación mediado por agentes inflamatorios (interleucinas, citocinas, etc) produciendo cambios anatomopatológicos del hepatocito, además de alterar la microvasculatura hepática (angiogénesis, disfunción endotelial, remodelamiento sinusoidal y formación de cortocircuitos intrahepáticos) (5).

Estos cambios en la estructura hepática conducen a trastornos de la función hepática normal como la hipertensión portal, alteraciones del perfil hepático (hiperbilirrubinemia, trombocitopenia y producción reducida de factores de coagulación), la hipoalbuminemia y alteraciones electrolíticas, como la hiponatremia (6).

La hiponatremia es una alteración hidroelectrolítica que se define como una concentración sérica de sodio menor de 135 mEq/L o 135 mmol/L, y siendo el desequilibrio de los electrolitos de mayor frecuencia en la práctica clínica, y se presenta en el 15% a 30% de los pacientes hospitalizados (7).

En pacientes con cirrosis, se considera hiponatremia cuando el sodio sérico es menor de 130 mEq/L. La hiponatremia en pacientes cirróticos puede ser hipervolémica o dilucional, hipovolémica o normovolémica (hipervolémica es la más frecuente), y su fisiopatología es compleja debido a que implica la vasodilatación esplácnica, que produce la activación de la ADH (hormona antidiurética) por el sistema renina-angiotensina-aldosterona (SRAA), la cual permite una reabsorción exagerada de volúmenes de agua, con un subsecuente exceso relativo de agua corporal total y el desarrollo de una hiponatremia dilucional (8).

La clínica de la hiponatremia suele ser inespecífica y puede incluir náuseas y/o vómitos, anorexia, alteraciones del sensorio (de confusión a coma), alteraciones de la marcha, cefaleas intensas, hasta la muerte. Varios estudios han demostrado que los pacientes cirróticos con hiponatremia presentan un impacto en la calidad de vida, hospitalizaciones frecuentes, mayor morbimortalidad e incidencia de complicaciones relacionadas a la cirrosis, como la ascitis refractaria, la hemorragia digestiva alta, la peritonitis bacteriana espontánea y la encefalopatía hepática, en especial considerando la relación del grado de hiponatremia (8) (9).

CAPÍTULO I: PLANTEAMIENTO DEL PROBLEMA

1.1. PLANTEAMIENTO DEL PROBLEMA

Este estudio consiste en estimar la prevalencia del grado de hiponatremia en pacientes con cirrosis hepática del servicio de Gastroenterología del Hospital General del Norte de Guayaquil IESS Los Ceibos en el período de enero 2021 a junio 2022.

Dentro de nuestro medio, no existe registro de un trabajo de investigación actualizado de la prevalencia del grado de hiponatremia en pacientes con cirrosis hepática. Es fundamental tener en cuenta el grado de la hiponatremia para definir la gravedad y posibles complicaciones que se puedan presentar en los pacientes con cirrosis hepática. Nuestro estudio aportaría al personal de la salud con conocimiento sobre varios aspectos de la hiponatremia en la cirrosis hepática: la clínica y exámenes complementarios, la fisiopatología y complicaciones asociadas dentro de nuestro medio (ej. ascitis, encefalopatía hepática, entre otros), evitando un aumento de la morbimortalidad en esta población y disminuyendo el gasto público en salud.

1.2. OBJETIVO GENERAL

Estimar la prevalencia del grado de hiponatremia en pacientes con Cirrosis Hepática ingresados en el área de Gastroenterología en el Hospital General del Norte de Guayaquil IESS Los Ceibos en el período de enero 2021 a junio 2022.

1.3. OBJETIVOS ESPECÍFICOS

1. Relacionar el grado de hiponatremia con las comorbilidades asociadas a la cirrosis hepática.

2. Correlacionar la gravedad de la cirrosis según la escala de Child-Pugh y el grado de hiponatremia en los pacientes a estudiar.

3. Identificar la etapa clínica de la cirrosis (compensada o no compensada) en la que se presenta con mayor frecuencia los diferentes grados de hiponatremia dentro de la población estudiada.

4. Determinar la relación entre el grado de hiponatremia y las complicaciones más frecuentes en pacientes con cirrosis hepática (ascitis, encefalopatía hepática, hemorragia digestiva alta).

1.4. VARIABLES DE INVESTIGACION

Tabla 1. *Operacionalización de las variables*

Nombre Variables	Definición de la variable	Tipo	Valor final
Hiponatremia	Nivel sérico de sodio < 135 mEq/L	Categórica nominal dicotómica	Sí/No
Grado de Hiponatremia	Leve: <130 - 135 mEq/L. Moderada: 125 - 129 mEq/L. Severa: <125 mEq/L	Categórica ordinal politómica	Leve, Moderado, Severo
Edad	Número de años	Numérica discreta	Número de años
Sexo	Fenotipo del paciente	Categórica nominal dicotómica	Femenino / Masculino
Fármacos	Uso de diuréticos	Categórica nominal dicotómica	Sí/No
Comorbilidad asociada	Enfermedades concomitantes al trastorno a estudiar	Categórica nominal politómica	Hipertensión arterial Diabetes Mellitus Enfermedad renal crónica Cáncer Infeccioso (Tuberculosis)
Ascitis	Presencia de líquido en cavidad peritoneal	Categórica nominal dicotómica	Sí/No
Estadio clínico de cirrosis	Etapa de la enfermedad	Categórica nominal dicotómica	Compensada / Descompensada
Duración de la estancia hospitalaria	Número de días hospitalizado	Numérica discreta	Número de días

Escala Child-Pugh	Clasificación de severidad de la cirrosis hepática	Categórica ordinal politómica	A , B o C
Encefalopatía hepática	Presencia de encefalopatía hepática	Categórica nominal dicotómica	Sí/No
Várices esofágicas	Presencia de várices esofágicas sin sangrado	Categórica dicotómica	Sí/No
Hemorragia digestiva alta de origen variceal	Sangrado activo de várices esofágicas	Categórica dicotómica	Sí/No
Ictericia	Presencia de coloración amarillenta de la piel y de mucosas	Categórica dicotómica	Sí/No

1.5. JUSTIFICACIÓN DEL PROBLEMA

La cirrosis hepática se considera un problema de salud pública que afecta a la población general por un aumento de la morbimortalidad, además de presentar un mayor gasto económico y un impacto en la calidad de vida del paciente, junto con las deficiencias de investigación y recopilación de datos estadísticos para el desarrollo de medidas de prevención y tratamiento de esta patología.

Por otro lado, las alteraciones hidroelectrolíticas, como la hiponatremia, han demostrado ser un predictor de morbimortalidad en pacientes cirróticos, y se ha observado que esta alteración se presenta con mayor frecuencia en pacientes con cirrosis hepática descompensada, pero en otros casos puede presentarse de manera asintomática en pacientes cirróticos estables, por lo cual una detección temprana implicaría una terapéutica adecuada para la prevención de complicaciones a largo plazo.

En el Hospital General Norte de Guayaquil IESS Los Ceibos no se han realizado estudios sobre el grado de hiponatremia direccionados a los pacientes con cirrosis hepática, por lo cual se considera necesario la elaboración de uno para conocer el panorama epidemiológico de este trastorno hidroelectrolítico.

Para la realización de este estudio, contamos con la disposición de recursos de tiempo, financieros, materiales y pacientes. Se utilizarán datos secundarios por medio de la técnica de documentación, en la cual se realizará una revisión de historias clínicas en el área de hospitalización de Gastroenterología del Hospital General Norte de Guayaquil IESS Los Ceibos con la autorización adecuada y que cumplan con los criterios de inclusión requeridos, junto con la recopilación y análisis de las variables a estudiar para estimar la prevalencia del grado de hiponatremia en pacientes con cirrosis hepática ingresados en el área de Gastroenterología en el Hospital General del Norte de Guayaquil IESS Los Ceibos en el período de enero 2021 a junio 2022.

CAPÍTULO II: MARCO TEÓRICO

2.1. CIRROSIS HEPÁTICA

2.1.1. DEFINICIÓN

La cirrosis hepática, con su variedad e independientemente de su etiología, está establecida como una afectación patológica crónica, progresiva e irreversible presente en la etapa final de fibrosis hepática, con la particularidad de formar nódulos de regeneración, destruyendo la anatomía hepática normal y perjudicando su fisiología, lo que conlleva a complicaciones graves que afectan la calidad de vida del paciente cirrótico (5).

2.1.2. ETIOLOGÍA Y FACTORES DE RIESGO DE CIRROSIS HEPÁTICA

La cirrosis hepática tiene una amplia variedad de etiologías, que a su vez se puede considerar como factores de riesgo de forma implícita. Dentro de las principales y las más frecuentes se encuentran la cirrosis de origen alcohólico, de origen viral (Hepatitis B y Hepatitis C), y enfermedad del hígado graso no alcohólica. Además, cabe mencionar las causas menos frecuentes: cirrosis por hepatitis autoinmune, por medicamentos, trastornos vasculares, enfermedades de almacenamiento como la hemocromatosis, enfermedad de Wilson y la deficiencia de la alfa-1 antitripsina. A continuación, se describirá brevemente cada etiología (6):

a. **Cirrosis alcohólica:** El consumo excesivo de etanol favorece a la producción de radicales libres que contribuyen al fallo funcional de las células hepáticas y a la liberación de citoquinas, lo que provoca la destrucción de los hepatocitos (10).

b. **Cirrosis de etiología viral:** Se produce a partir de la infección de virus de la hepatitis B y C. Según la OPS el 57% de pacientes diagnosticados con cirrosis hepática son de origen viral, específicamente VHB y VHC (11) . Un estudio descriptivo realizado en Cuba por Corrales y cols. en 2021 menciona que más de 350 millones de personas alrededor del mundo son considerados portadores crónicos del antígeno de superficie del virus B, virus ADN, y de este grupo solamente entre el 15 y 30% pueden desarrollar insuficiencia hepática, cirrosis e inclusive carcinoma hepatocelular. Con respecto a pacientes infectados por el VHC, un virus ARN, representa cifras muy alarmantes de casos que se diagnostican con cirrosis por este virus (12).

c. **Cirrosis por EHNA (Esteatohepatitis no alcohólica):** La esteatohepatitis no alcohólica es la presencia de lesión a nivel hepatocelular, sin ser precedido por el consumo excesivo de alcohol, sino como un proceso multifactorial que involucra factores higiénico-dietéticos. Aunque no se conoce la fisiopatología exacta, la teoría prevalente en la actualidad es el fenómeno de "lipotoxicidad" que incurre en un proceso acelerado de cicatrización, el desarrollo de un grado de fibrosis y el progreso a cirrosis (13).

d. **Cirrosis por hepatitis autoinmune:** Es la hepatitis que se presenta en pacientes con mayor predisposición genética, el cual el sistema inmunitario se encarga de destruir los hepatocitos, generando daños crónicos, definitivos y severos. La población femenina tiene mayor tendencia a padecerla, considerando la existencia de un gen inmunomodulador en cromosoma X o la posibilidad del efecto de los estrógenos y algunas hormonas sexuales que puedan influenciar en el reconocimiento del antígeno (14).

e. **Cirrosis inducida por fármacos:** La toxicidad hepática por medicamentos puede presentarse de manera asintomática y puede constituir como un hallazgo incidental en exámenes de laboratorio, mientras que si es sintomático presenta datos de insuficiencia hepática. Los fármacos que pueden producir cirrosis hepática son muy variados pero se reconocen los siguientes: analgésicos (AINES), ciertos antibióticos (fluoroquinolonas, macrólidos, etc), antituberculosos como la isoniazida, antiarrítmicos como la amiodarona, inmunomoduladores (azatioprina), entre otros (15). Cabe recordar que la cirrosis hepática inducida por fármacos se basa en cuatro conceptos importantes: el uso o abuso crónico del fármaco, el patrón de injuria hepática (injuria hepatocelular, colestásica o mixta), factores de riesgo (edad, raza, sexo, embarazo, consumo de alcohol, comorbilidades y genética) y factores asociados al fármaco (metabolismo y lipofilidad) (16).

2.1.3. FISIOPATOLOGÍA DE LA CIRROSIS HEPÁTICA

La cirrosis hepática, se caracteriza por un antecedente de injuria parenquimatosa crónica, activación persistente de varios mediadores inflamatorios y un proceso no controlado de cicatrización. La fibrogénesis hepática es un proceso netamente dinámico, en el cual intervienen procesos biomoleculares que resulta en una acumulación exagerada de componentes de la matriz extracelular (colágeno tipo I, II y IV, proteoglicanos fibronectina y laminina) en el parénquima hepático producido por los miofibroblastos activados, células diferenciadas de las "células hepáticas estrelladas" (células quiescentes perisinusoidales), encargados de modular la respuesta inmunomoduladora y de la angiogénesis (17).

Se debe detallar la importancia de las células estrelladas en la fisiopatología de la cirrosis hepática, que se originan de la transdiferenciación de estas células estrelladas en miofibroblastos activados productores de MEC, y que son activados por la apoptosis hepatocitaria a partir de una señal bioquímica (DAMPs o *Damage-associated patterns*), siendo el más estudiado por su rol en la patogenia de la cirrosis hepática el HMGB1, junto con el reclutamiento de células inmunológicas como las células de Kupffer, los linfocitos T. y los monocitos, que secretan citoquinas proinflamatorias (18).

Fisiológicamente este proceso de fibrogénesis es controlado por mecanismos antifibróticos que impide la formación de nódulos de regeneración; pero en el desarrollo de la cirrosis persiste la activación y producción de MEC de las células estrelladas, conjuntamente con la aparición de radicales libres, citoquinas y quimioquinas, favorecen a un microambiente pro-fibrogénico y pro-angiogénico (17) (18).

El término cirrosis se asocia con un cambio de la microanatomía hepática, en los cuales se presenta la formación de nódulos regenerativos de parénquima rodeados por septos fibrosos y cambios en la arquitectura vascular, resultando en una alteración de gradientes de presión del sistema vascular portal esplácnica, con el desarrollo de una hipertensión portal y sus consecuencias (hemorragia digestiva variceal, encefalopatía hepática, ascitis, síndrome hepatorrenal, etc) y un mayor riesgo de carcinoma hepatocelular (17).

La hipertensión portal de la cirrosis hepática se origina a partir de la obstrucción de vasos hepáticos debido a los cambios hepáticos estructurales y alteración del tono vascular portal, obliteración vascular y aumento de la resistencia vascular intrahepática propiciada por la fibrogénesis. Además de los siguientes mecanismos fisiopatológicos (19):

- Una reducción de la biodisponibilidad del óxido nítrico.
- Potentes vasoconstrictores (ET-1, prostaglandina H2, tromboxano A2, y leucotrienos).
- Hiperflujo esplácnico por vasodilatadores (Angiotensina 1-7, cannabinoides endógenos y monóxido de carbono).
- Hipocontractilidad vascular intrínseca y formación de colaterales portosistémicas por factores pro angiogénicos (VEGF y PDGF).

Gráfica 1. *Conceptos fisiopatológicos de la cirrosis hepática.*

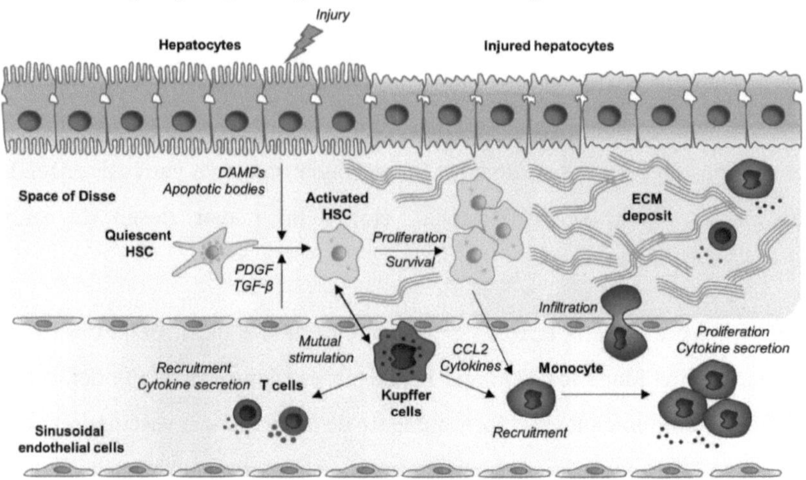

Nota. La injuria crónica de los hepatocitos resulta en la liberación de DAMPs (Damage-associated patterns) y células apoptóticas que activan a las células estrelladas hepáticas (HSC) y el reclutamiento de células inmunes. Interacciones complejas multidireccionales entre las HSCs y las células inmunes promueven la transdiferenciación de fibroblastos productores de matriz extracelular (ECM). PDGF: Factor activador de crecimiento plaquetario: TGF-B: Factor de crecimiento beta; CCL2: Quimiocina ligando 2. Imagen obtenida de: Roehlen N, Crouchet E, Baumert TF. Liver Fibrosis: Mechanistic Concepts and Therapeutic Perspectives. Cells [Internet]. abril de 2020 [citado 26 de octubre de 2022];9(4):875. Disponible en: https://www.mdpi.com/2073-4409/9/4/875

2.1.4. MANIFESTACIONES CLÍNICAS Y ESTADIOS CLÍNICOS DE CIRROSIS HEPÁTICA

La cirrosis hepática se puede presentar de manera asintomática o sintomática, y depende si se está frente una cirrosis compensada y descompensada. La cirrosis compensada suele cursar de manera asintomática, y es un hallazgo incidental exámenes de laboratorio (elevación de aminotransferasas o de GGT), en el examen físico (hepatomegalia o esplenomegalia) o en imágenes (ecografía con signos de cirrosis hepática); mientras que en la cirrosis descompensada el paciente presenta una plétora de signos y síntomas (20).

Las manifestaciones clínicas de la cirrosis hepática pueden ser divididas según el sistema afectado, las cuales se presentan a continuación (21):

1) **Sistema gastrointestinal:** La hipertensión portal por medio de las colaterales portosistémicos produce ascitis, hepatoesplenomegalia, prominencia de las venas umbilicales abdominales (*caput medusae* o cabeza de medusa) y hemorragia digestiva alta por várices esofágicas. En cirrosis de origen alcohólico, presentan un mayor riesgo de pancreatitis aguda, sobrecrecimiento bacteriano y colelitiasis/colecistitis.

2) **Sistema linfohematopoyético:** Se puede presentar anemia en pacientes cirróticos por depleción de folatos, hemólisis (en cirrosis alcohólica), pancitopenia por hiperesplenismo y alteración de los factores de coagulación (TP y TTP), con posibles complicaciones como el TEP, TVP, IAM, ACV y coagulación intravascular diseminada (CID).

3) **Sistema renal:** La hipertensión portal produce un estado de hipoperfusión renal, lo cual provoca un síndrome hepatorrenal inducido por la activación persistente del sistema de renina-angiotensina-aldosterona (SRAA) para la retención de sodio y agua, y vasoconstricción renal al tratar de vencer la vasodilatación sistémica.

4) **Sistema pulmonar:** Las manifestaciones pulmonares de la cirrosis son la desaturación de oxígeno, desajuste de ventilación/perfusión (*mismatch V/Q*), reducción de la capacidad de difusión pulmonar e hiperventilación. En menos común: el síndrome hepatopulmonar, hipertensión portopulmonar, hidrotórax hepático,

5) **Sistema tegumentario:** Manifestaciones cutáneas como la ictericia, prurito, liquen simple crónico, angiomas en araña, telangiectasias y eritema palmar. Además, se han documentado cambios en los dedos como el hipocratismo, osteoartropatía, contractura de Dupuytren, uñas de Terry y líneas de Muehrcke.

6) **Sistema endócrino:** Los pacientes cirróticos suelen desarrollar ginecomastia, hipogonadismo; y en mujeres se puede presentar amenorrea, infertilidad y sangrado menstrual irregular.

Otras manifestaciones clínicas que se han identificado en el examen físico son el hedor hepático (aliento mohoso y fecal producido por acumulación de cetonas y mercaptanos) y la asterixis (temblor aleteante en la extensión y dorsiflexión) (21).

2.1.4.1. HEMORRAGIA DIGESTIVA ALTA DE ORIGEN VARICEAL

La hemorragia digestiva se define como aquel sangrado que se produce por encima del ligamento de Treitz. La hipertensión portal destaca como la principal causante para el desarrollo de futuras complicaciones de la cirrosis hepática como: formación de várices esofágicas, presencia de ascitis, alteración de factores de la coagulación, síndrome hepatorrenal, cardiopatías y algunas complicaciones pulmonares.

Las varices esófagicas en un estadío clínico compensado no van a manifestar síntomas y tienden a ser benignas, pero según con los cambios de la presión portal venosa se puede manifestar el sangrado variceal o el resangrado. En la cirrosis descompensada se caracterizan por presentar várices esofágicas hemorrágicas que llegan a complicar el cuadro, la video endoscopía digestiva alta (VEDA) es de gran utilidad diagnóstica y terapéutica.

Se recomienda una intervención endoscópica en 24 horas luego del ingreso hospitalario, y clasificarlas en varices esofágicas de bajo y alto riesgo; pero se recomiendan otros medios diagnósticos no invasivos como la ecoendoscopia, la elastografía, la cápsula endoscópica y otros estudios de imagen (tomografía y resonancia magnética) (22) (23).

Gráfica 2. *Relación entre la presión venosa portal y el riesgo de desarrollar varices esofágicas y sangrado digestivo alto.*

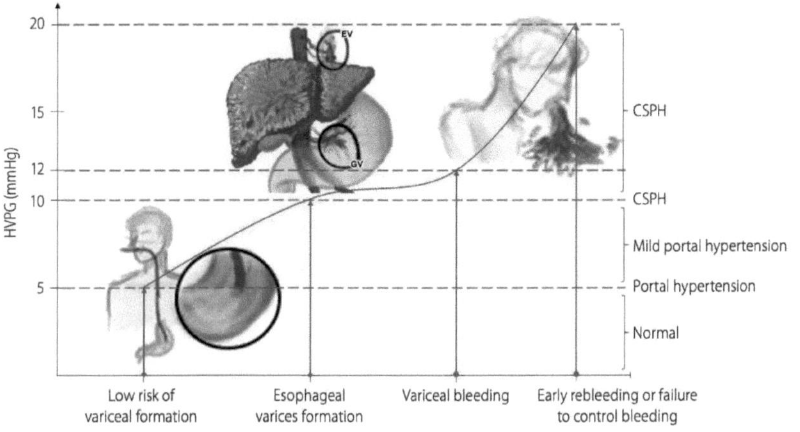

[1] *Nota.* 5-10 mmHg: hipertensión portal leve; >10 mmHg: hipertensión portal clínicamente significativa con desarrollo de varices esofágicas; 12 mmHg: Sangrado variceal; >16 mmHg: Mortalidad incrementada; 20 mmHg: Resangrado o falla del control del sangrado. Imagen obtenida de: Lesmana CRA, Raharjo M, Gani RA. Managing liver cirrhotic complications: Overview of esophageal and gastric varices. Clin Mol Hepatol [Internet]. 1 de octubre de 2020 [citado 3 de julio de 2023];26(4):444-60. Disponible en: http://www.e-cmh.org/journal/view.php?doi=10.3350/cmh.2020.0022

Existen dos escalas importantes para valorar la hemorragia digestiva alta en cirróticos: Glasgow-Blatchford Score (GBS) y la Rockall Score (RS) que nos ayudan a pronosticar resultados adversos en un periodo específico y el momento idóneo para realizar una intervención (24).

Se puede hacer uso de ambas escalas ya que poseen una valor predictivo positivo equivalente, pero no son de uso cotidiano gracias a sus limitantes y factores de complejidad: en la GBS requiere la notificación de datos sobre enfermedades crónicas y comorbilidades del paciente mientras que la RS necesita obligatoriamente un diagnóstico endoscópico para realizar el cálculo (25).

2.1.4.2. CIRROSIS HEPÁTICA DESCOMPENSADA

La descompensación de la cirrosis hepática se desarrolla a partir de varios escenarios fisiopatológicos que se presentan de manera conjunta para el desarrollo de una cirrosis hepática, como (26):

1. La hipertensión portal (gradiente de presión venosa hepática >10 mmhg) y formación de colaterales portosistémicas por activación del VEGF (Factor de crecimiento endotelial vascular).
2. Una circulación hiperdinámica (ascitis, hiponatremia, EH y otras complicaciones de la cirrosis hepática)
3. Translocación de endotoxinas bacterianas y niveles elevados de mediadores proinflamatorios (angiotensina II, noradrenalina, TNF-alfa, IL-3, IL-6 y receptor de la IL-33)
4. Colapso mitocondrial y daño oxidativo, apoptosis y disfunción tisular local, tormenta de citoquinas mediado por inflamasomas (ej. NLRP3) y ADN mitocondrial libre de histonas (mtDNA) para propagación de daño celular a órganos lejanos.

2.1.4.3. ASCITIS EN CIRROSIS HEPÁTICA

La ascitis en la cirrosis hepática se define como la acumulación de fluido en la cavidad peritoneal valorable en el examen físico como una distensión abdominal significativa o por ultrasonido, que puede ser clasificada según su severidad: grado 1, grado 2 y grado 3 (ascitis a tensión). La aparición de ascitis ha demostrado ser un factor de mal pronóstico en los pacientes con cirrosis hepática, y suele aparecer después de la hemorragia digestiva alta de origen variceal.

La ascitis es de origen multifactorial y se ha propuesto varias hipótesis para su desarrollo, una de ellas menciona la vasodilatación arterial periférica y esplácnica junto con activación de varias vías neurohormonales que conducen a una disfunción renal con retención de agua y sodio y una disminución de la tasa de filtración glomerular (27).

Clásicamente, el proceso de la ascitis se la divide en 5 fases que ocurren en intervalos de tiempo diferentes: una **fase pre ascítica** (circulación hiperdinámica y aumento de gasto cardíaco), una **segunda fase** (reducción de natriuresis aún con acción de ADH), una **tercera fase** (retención de sodio por SRAA y SNS por vasodilatación arterial esplácnica progresiva), una **cuarta fase** (reducción de la TFG y perfusión renal) y una **quinta fase** (aparición del Síndrome Hepatorrenal tipo 1 o tipo 2) (27) (28) .

2.1.4.4. ICTERICIA

La ictericia es la manifestación clínica de la hiperbilirrubinemia, y se define como la coloración amarillenta cutánea, mucosas y conjuntivas, siendo el umbral sérico un valor mayor a 3 gr/dl de bilirrubina sérica. Generalmente la ictericia se presenta en las etapas más tardías de la cirrosis hepática, acompañada de otros estigmas de la enfermedad hepática crónica o en una causa maligna subyacente asociado a la cirrosis hepática como el cáncer de cabeza de páncreas (29).

El diagnóstico es clínico y en base a exámenes de laboratorio como pruebas de función hepática, bilirrubina sérica, perfil hepatocelular (serología viral, anticuerpos autoinmunes) y estudios colestásicos como ultrasonido abdominal, tomografía computarizada, resonancia magnética, colangiopancreatografía retrógrada (CPRE), colangiografía percutánea transhepática (CPTH) y ultrasonido por endoscopia (29).

Existen varias etiologías que pueden producir ictericia, clasificándose en **hiperbilirrubinemia conjugada** (síndromes genéticos como: enfermedad hepatocelular como hepatitis A-B-C, obstrucción biliar extrahepática como la coledocolitiasis, Síndrome de Dubin-Jhonson y el Síndrome de Rotor, y neoplasias), **hiperbilirrubinemia no conjugada** (anemias hemolíticas, Síndrome de Gilbert, Síndrome de Crigler-Najjar tipo 1 y 2, hipertiroidismo e hiperestrogenismo), **hiperbilirrubinemia mixta** y la **pseudoictericia** (enfermedad de Addison, uso de lociones bronceadoras, hipercarotinemia y ciertos medicamentos como la rifabutina) (30).

2.1.4.5. ENCEFALOPATÍA HEPÁTICA

La encefalopatía hepática (EH) es un síndrome neurológico complejo producido por insuficiencia hepática y/o cortocircuitos portosistémicos, que se manifiesta como un gran espectro de anormalidades neurológicas, musculoesqueléticas y psiquiátricas, que van desde alteraciones subclínicas hasta el coma. La EH causa una morbimortalidad significativa.

En pacientes asintomáticos, la EH puede ser detectada por medio de pruebas especializadas, diseñadas para descubrir cambios sutiles en el estado mental del paciente; las cuales incluyen pruebas psicométricas de atención, memoria de trabajo y aprendizaje, rapidez psicomotriz y habilidad visuoespacial (Psychometric Hepatic Encephalopathy Score (PHES), Portosystemic Encephalopathy Syndrome (PES) test en EH mínima o subclínica, The Block Design Test, SCAN Test y el Stroop App Test) (31).

Estos tests han demostrado tener una alta sensibilidad y bajo costo. Presenta ciertas limitaciones como el tiempo, la necesidad de personal capacitado y variabilidad de resultados de acuerdo con la edad del paciente y la educación (32).

2.1.4.5.1. FISIOPATOLOGÍA

En la actualidad la fisiopatología de la EH aún no se ha establecido. Se considera que los niveles neurotóxicos de amonio participan en el desarrollo, ejerciendo su acción neurotóxica por medio de edema celular, inflamación, estrés oxidativo, disfunción mitocondrial, disrupción de la bioenergía celular, cambios en el pH y alteración en el potencial de membrana. No se ha demostrado una correlación directa entre la severidad de la EH y el grado de hiperamonemia pero se ha esclarecido que el diagnóstico de EH es incompatible con niveles normales de amonemia (33).

Otras alteraciones fisiopatológicas que se han estudiado en el desarrollo de una EH son (33) (34) (35) (36) (37):

- Estrés oxidativo (neuroinflamación y disfunción de la barrera hematoencefálica).
- Ácidos biliares (proliferación de bacterias productoras de ureasa).
- Alteración de minerales como el manganeso y el zinc, la hiponatremia dilucional).
- Cambios neuropatológicos (edema astrocitario y muerte neuronal por senescencia).
- Alteración del eje microbiota-hígado-cerebro (translocación de bacterias y neuroinflamación por endotoxinas) y la malnutrición (hipercatabolismo muscular, deficiencia de tiamina y B12 y sarcopenia).
- Neurotransmisores inhibidores (ácido gamma-aminobutírico o GABA) y la derivación portosistémica intrahepática transyugular (TIPS) en el tratamiento de la cirrosis hepática.

Gráfica 3. *Rol del eje intestino-cerebro en la encefalopatía hepática.*

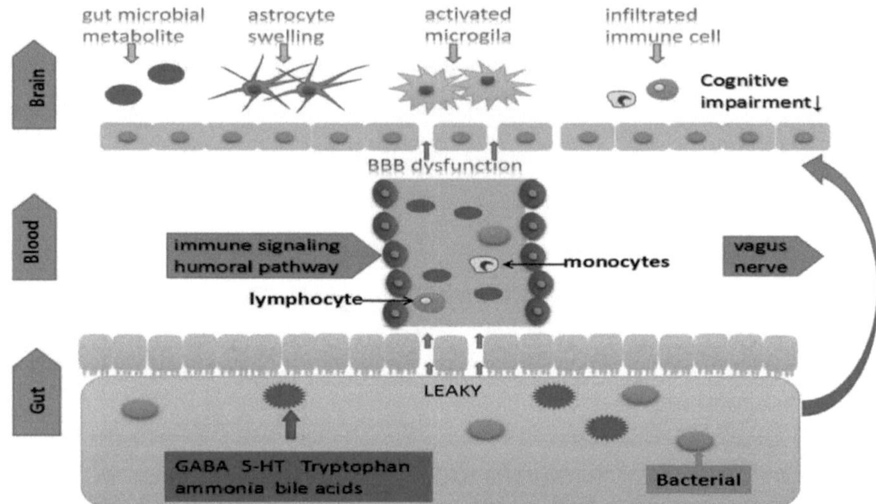

---

² *Nota.* La homeostasis de la microbiota intestinal se ve afectada en la enfermedad hepática grave y la enfermedad de derivación portal. Las sustancias de origen intestinal llegan al cerebro a través de la vía inmunitaria, humoral y del nervio vago, conjuntamente con la translocación de metabolitos y bacterias de la microbiota intestinal al sistema circulatorio, y consecuentemente se presenta una alteración de la barrera hematoencefálica junto con otros factores como cambios en la estructura cerebral, los neurotransmisores y las concentraciones de otras sustancias, lo que provoca alteraciones cognitivas en la EH. Imagen obtenida de: Chen Z, Ruan J, Li D, Wang M, Han Z, Qiu W, et al. The Role of Intestinal Bacteria and Gut–Brain Axis in Hepatic Encephalopathy. Front Cell Infect Microbiol [Internet]. 21 de enero de 2021 [citado 3 de julio de 2023]; 10:595759. Disponible en: https://www.ncbi.nlm.nih.gov/pmc/articles/PMC7859631/

2.1.4.5.2. MANIFESTACIONES CLÍNICAS

En los estadios más tempranos, los pacientes suelen reportar síntomas leves, como alteración del ciclo sueño-vigilia (sonambulismo, somnolencia); con progresión a cambios de personalidad bruscos como apatía, irritabilidad, desinhibición, y finalmente se presenta alteraciones neurocognitivas como desorientación, disartria, confusión y eventualmente coma (32) (34) .

La encefalopatía hepática también afecta al sistema musculoesquelético, siendo la asterixis el signo más característico pero no patognomónico, producido por la hiperextensión de las muñecas en la extensión de los brazos, produciéndose una caída súbita y repetitiva (como las alas de un ave); y puede ser observable también en las extremidades inferiores, brazos, lengua y párpados (34).

Otras manifestaciones musculoesqueléticas son la hiperreflexia, clonus, rigidez muscular, y específicamente en pacientes cirróticos pueden ocurrir un síndrome pseudoparkinsoniano irreversible, resultando en síntomas extrapiramidales como hipomimia (expresividad facial reducida), rigidez, bradicinesia, bradilalia, bradipsiquia y temblores parkinsonianos (32).

2.1.4.5.3. CLASIFICACIÓN

La EH se categoriza basada en 4 características: la enfermedad subyacente, la severidad de las manifestaciones, el curso de tiempo de la sintomatología (episódica, recurrente si se presenta en intervalos de 6 meses o menos o persistente), y si hay factores precipitantes (infecciones, sangrado gastrointestinal, uso de diuréticos, anormalidades hidroelectrolíticas y constipación) (32).

El primer criterio de categorización es la enfermedad subyacente, lo cual permite que la EH sea subdividida en 3 tipos: encefalopatía hepática tipo A (en falla hepática aguda), tipo B (presente en shunts portosistémicos) y tipo C (el más frecuente y presente en la cirrosis hepática o un shunt portosistémico con disfunción hepática. y se asocia a otros signos de enfermedad hepática crónica (38).

Para clasificar la severidad, los pacientes son clasificados utilizando la clasificación de West Haven (West Haven Criteria), que inicia desde una EH mínima (Grado 0) hasta grado IV, tomando en consideración las manifestaciones clínicas de la EH y el estado mental del paciente según la Escala del Coma de Glasgow (32).

A continuación, se grafican los grados de Encefalopatía Hepática según la Escala de West Haven en el siguiente cuadro:

Tabla 2. *Grados de Encefalopatía Hepática*

Grado de encefalopatía hepática	Manifestaciones clínicas
Grado 0 (mínima o subclínica)	Resultados anormales en exámenes psicométricos o neurofisiológicos, pero sin sintomatología.
Grado I	Cambios de personalidad, con confusión leve, disartria y alteraciones en patrones de sueño (insomnio, sonambulismo, etc).
Grado II	Letargia y/o apatía, disartria, desinhibición, desorientación, dispraxia y asterixis.
Grado III	Somnolencia a estupor, confusión, comportamiento extraño y desorientación temporoespacial. Posible decorticación o descerebración.
Grado IV	Coma y opistótonos.

Una gran limitante de la clasificación de West Haven es la variabilidad interobservador e intraobservador en su uso, su explicación se basa en la interpretación de la sintomatología y en la habilidad de detectar cambios sutiles en el comportamiento del paciente, lo cual resulta en subjetividad e imprecisión para diferenciar entre la EH temprana y tardía (31).

2.1.4.5.4. DIAGNÓSTICO

El diagnóstico se basa en el juicio clínico y la severidad de la enfermedad por medio de la escala de Child-Pugh o MELD, para luego descartar otras causas de enfermedades neuropsiquiátricas, además de iniciar una terapéutica temprana según los siguientes puntos (33) (38) (39):

- Perfilación neuropsiquiátrica utilizando tests estandarizados y especializados. Usar Escala de Coma de Glasgow en pacientes no cooperativos.

- Historia nutricional y valoración del estado nutricional.

- Identificación de episodios de EH, precipitantes y si requirieron hospitalización.

- Exámenes de laboratorio como biometría hemática, función hepática y renal, electrolitos, TSH, PCR, glicemia, vitamina B12 y uroanálisis para descartar otras etiologías de encefalopatía.

- Exámenes imagenológicos, indicados si la clínica del paciente es inusual, el inicio de la sintomatología es abrupto o severo, manifestación de signos neurológicos focales o respuesta limitada o nula al tratamiento. Las imágenes pueden incluir: tomografía computarizada, tomografía computarizada por emisión de positrones, la resonancia magnética (T1, T2-FLAIR, DWI, ADC, etc), electroencefalograma (EEG) y en última instancia el estudio anatomopatológico de la biopsia cerebral.

- Evaluación de la respuesta al tratamiento de los factores precipitantes o estrategias hipoamonemiantes.

Actualmente los niveles de amonio no se considera como una prueba de screening para el diagnóstico de una EH por ser poco confiable debido a las ciertas limitaciones, como: hiperamonemia en otras situaciones clínicas (IVU por bacterias productoras de ureasa, hemorragia gastrointestinal, enfermedad renal, shunt portosistémico, nutrición parenteral, intoxicación por salicilatos, medicamentos y alcohol) o una mala recolección y almacenamiento de la muestra sanguínea (39).

2.1.5. ESTUDIOS COMPLEMENTARIOS PARA EL DIAGNÒSTICO DE CIRROSIS HEPÁTICA

El diagnóstico de la cirrosis hepática es clínico, pero aún es necesario recurrir a estudios complementarios validados que han demostrado validez para el diagnóstico definitivo de la cirrosis hepática, siendo considerado en la actualidad la biopsia hepática como el gold standard, pero con ciertas desventajas: costo, técnica invasiva y mala técnica de biopsia.

Antes de acudir a la biopsia hepática se debe hacer uso de escalas, fórmulas y exámenes imagenológicos que han demostrado tener una gran utilidad diagnóstica, costo-efectividad, no invasivas y pueden ser aplicadas en reiteradas ocasiones. Los estudios de imagen utilizados para valorar grado de fibrosis y cirrosis son el ultrasonido, la tomografía computarizada y la resonancia magnética; pero presentan una exactitud diagnóstica baja a moderada para la identificación de la cirrosis, y actualmente la elastografía hepática (FibroScan) se ha convertido en el método no invasivo de elección para cuantificar la rigidez hepática (elasticidad) (40) (41).

- **Ultrasonido:** Permite detectar el desarrollo de hipertensión portal, esplenomegalia y ascitis por medio de Doppler-color. En la actualidad, el FibroScan permite evaluar la reducción de la elasticidad hepática o un aumento de la rigidez en kilopascales o en metros por segundo, y existen otras modalidades como la ARFI y 2D-SWE para una medición más exacta.
- **Tomografía computarizada:** Nos permite visualizar cambios hepáticos morfológicos, signos de cirrosis y de hipertensión portal como esplenomegalia, circulación venosa colateral y un engrosamiento de la vena porta; y también se puede utilizar otras técnicas como la TC por perfusión y la Fibro-TC (VHC crónico).

- La **resonancia magnética (MRI)** también detecta cambios morfológicos macroestructurales (nódulos, fisuras, etc), parenquimatosos (septos y puentes fibrosos, nódulos de regeneración) y cambios por hipertensión portal (esplenomegalia, varices portosistémicos, ascitis y edema interasa). La administración de contraste IV mejora la visibilidad de los cambios cirróticos y para diferenciar de otras lesiones vasculares como shunts arterio portales o CHC (Carcinoma hepatocelular).

Los marcadores séricos no son específicos y pueden encontrarse elevados en la inflamación de otros tejidos, y algunos marcadores son moléculas secretadas como bilirrubina, alfafetoproteína (AFP), alfa-2-macroglobulina, haptoglobina y apolipoproteína A1. Los biomarcadores séricos individuales no son adecuados para el diagnóstico de la cirrosis hepática, por lo cual se han desarrollado paneles de biomarcadores para su uso diagnóstico como el índice FIB-4, NFS, FibroTest, índice de Forns, Hepascore y Fibrometer, siendo frecuentemente usados en pacientes con EHNA (40) (42).

2.1.5.2. ESCALA DE CHILD-PUGH, MELD y MELDNa

La **escala de Child-Pugh**, es una escala creada para clasificar y evaluar el pronóstico de mortalidad en pacientes cirróticos. Originalmente desarrollada por Child y Turcotte en el año 1964 para seleccionar aquellos pacientes candidatos para cirugía electiva para la descompresión portal. Esta escala clasifica a los pacientes con cirrosis en tres categorías identificadas en letras: **A** (función hepática conservada), **B** (compromiso significativo de la función hepática) y **C** (función hepática en estadíos terminales).

Inicialmente este sistema se desarrolló con cinco criterios clínicos y de laboratorio: bilirrubina sérica, albúmina sérica, ascitis, encefalopatía y estado nutricional clínico. Años después, esta escala fue modificada por Pugh reemplazando el estado nutricional clínico por el tiempo de protrombina o INR, denominándose Escala de Child-Pugh o escala de Child-Pugh modificada. Cabe recordar que existen algunas limitaciones a considerar como la presencia de criterios subjetivos (encefalopatía y la ascitis) y la omisión de la función renal (43).

De acuerdo con la suma de los puntos se obtiene el grado de la hepatopatía crónica y la sobrevida al año y a los dos años:

Tabla 3. *Escala de Child-Pugh*

Parámetros	Puntos asignados		
	1	**2**	**3**
Ascitis	Ausente	Leve	Moderada
Bilirrubina, mg/dl	</= 2	2 mar	> 3
Albúmina, g/dl	> 3,5	2,8 – 3,5	< 2,8
Tiempo de protrombina (segundos sobre el control) / INR	1 – 3 s / INR <1,8	4 – 6 s / INR 1,8 – 2,3	>6 / INR >2,3
Encefalopatía (West-Haven)	No	Grado I – II	Grado III - IV

Grado	Puntos	Sobrevida al año (%)	Sobrevida a los 2 años (%)
A: Enfermedad bien compensada	5 - 6	100	85
B: Compromiso funcional significativo	7 – 9	80	60
C: Enfermedad descompensada	10 – 15	45	35

La escala MELD evalúa parámetros más objetivos y estandarizados como datos de laboratorio rutinarios (INR, bilirrubina y creatinina), siendo una escala más exacta a comparación de Child-Pugh, con valores entre 6 (mejor pronóstico) y 40 (peor pronóstico) puntos. Es utilizado mayormente en EE. UU para la reducción de mortalidad en pacientes que se encuentran en lista de espera por un trasplante hepático. Luego de varios años se decide modificar y mejorar el valor de la predicción de MELD, implementando el valor del sodio sérico **(MELD-Na)**, lo cual otorga una mayor exactitud en la predicción de mortalidad en pacientes en lista de espera de trasplante (44).

Ambas escalas son consideradas métodos de priorización para trasplante y como pronóstico de supervivencia y mortalidad en pacientes cirróticos. Pero como en toda escala, también presenta limitaciones en ciertas poblaciones como en los pacientes con sarcopenia y mujeres con menor masa muscular, que reflejan cifras de creatinina sérica menores, lo que conlleva a valores imprecisos de su función renal, además de que no considera la etiología de la cirrosis hepática y no predice el riesgo en los pacientes con ACLF (44) (45) .

2.2. DEFINICIÓN DE LA HIPONATREMIA Y MANIFESTACIONES CLÍNICAS DE LA HIPONATREMIA

La Hiponatremia es un trastorno electrolítico que se observa frecuentemente en pacientes que se encuentran hospitalizados, definiéndose como una concentración de sodio sérica menor a 135 mEq/L (46) .

Se considera una entidad subclínica, siendo de inicio insidioso, debido a que el SNC tiene la capacidad de adaptarse al cambio hiponatrémicos en el LEC mediante una reducción compensatoria de la osmolaridad intracelular. Usualmente estos tipos de pacientes son asintomáticos con cifras de sodio sérico superiores a 125 mEq/L, pero puede presentarse ciertos síntomas como cefalea, anorexia/hiporexia, astenia, náuseas, vómitos y alteraciones del sistema osteomuscular (sarcopenia, dinapenia, espasmos musculares o fasciculaciones).

En cifras menores de 120 mEq/L se evidencia complicaciones muy graves como: deterioro del sensorio (estupor, obnubilación o coma), convulsiones tónicas-clónicas, arritmias cardiacas, edema cerebral y encefalopatía hepática, y muerte. La hiponatremia ha demostrado ser un predictor independiente de severidad, mayor estancia hospitalaria o de ingreso a UCI, de mayor riesgo de sepsis, y de mortalidad, además de que la gravedad de los síntomas clínicos debidos a la hiponatremia se correlaciona con la osmolalidad y el nivel de sodio sérico en el líquido extracelular (47) (48).

2.3. HIPONATREMIA EN LA CIRROSIS HEPÁTICA

La hiponatremia puede clasificarse según el agua libre total, la severidad de los síntomas, el sodio sérico y según su duración. Según el agua libre total la hiponatremia se divide en hiponatremia hipovolémica, normovolémica e hipervolémica o dilucional. La hiponatremia hipervolémica se presenta en el 90% de los pacientes con cirrosis hepática y se caracteriza por pérdidas de agua al tercer espacio (ascitis, anasarca y edema de miembros inferiores) debido a la hipersecreción de vasopresina y reabsorción renal de sodio e incapacidad de excretar agua libre, mientras que la hiponatremia hipovolémica se produce por el uso excesivo de diuréticos o diarreas. La hiponatremia normovolémica es muy infrecuente en el contexto de una cirrosis hepática y no se describe mucho en la literatura (48) (49).

La hiponatremia se puede clasificar según la severidad de su clínica en leve (pocos o ningún síntoma), moderada (náusea, confusión, cefalea, etc) y severa o profunda (vómitos, colapso cardio respiratorio, convulsiones y coma), y la misma clasificación se puede utilizar pero en el contexto de los valores de sodio sérico, siendo una hiponatremia leve con un sodio sérico de 130-135 mmol/L, moderado con 125-129 mmol/L y severo con una natremia <120 mmol/L (47).

En la cirrosis hepática se puede presentar características de hiponatremia hipervolémica (la presentación más frecuente) o hipovolémica, por lo cual se considera utilizar la osmolalidad urinaria y excreción fraccionada de sodio (FENa) para establecer un diagnóstico más certero (48):

- **Osmolalidad urinaria:** <150 mOsm/kg en la hiponatremia hipovolémica por uso de diuréticos y >150 mOsm/kg en la hiponatremia hipervolémica por alteración de excreción de agua libre debido a la vasopresina.
- **FeNa:** En pacientes con función renal normal e hiponatremia la FeNa es 0.1%, mientras que en la hiponatremia hipovolémica es <0.1% y >0.1% en hiponatremia hipervolémica.

La hiponatremia suele ser una complicación tardía de la cirrosis hepática, inclusive siendo detectada en cirrosis Child A, pero la sintomatología neurológica por la hiponatremia no se puede relacionar únicamente con esta disrupción hidroelectrolítica, debido que los síntomas neurológicos (alteración de sensorio, fatiga, náuseas y mareos, inestabilidad de la marcha y calambres musculares) puede asemejarse a una encefalopatía hepática o precipitar un episodio de encefalopatía hepática (48).

Se pueden definir a la hiponatremia en dos distintos contextos clínicos: la hiponatremia en la cirrosis compensada y la hiponatremia en la cirrosis descompensada, que a su vez se subdivide en hiponatremia con complicaciones neurológicas, hiponatremia en ascitis refractaria e hiponatremia en falla renal aguda. A continuación se explica brevemente cada situación clínica de la hiponatremia en la cirrosis hepática (48) (50) (51) (52) (53):

1. **Hiponatremia en la cirrosis compensada:** Generalmente no se presenta hiponatremia en la cirrosis compensada y se debe sospechar solo si hay un uso exagerado de laxativos (hiponatremia hipovolémica) o hiponatremia normovolémica (hipotiroidismo e insuficiencia adrenal).

2. **Hiponatremia en la cirrosis descompensada:**
   - **Hiponatremia con complicaciones neurológicas:** La hiponatremia en cirrosis hepática influye en la aparición de edema cerebral, la hiperamonemia y aumenta el riesgo de desarrollar encefalopatía hepática debido a la adaptación a un medio hiponatrémica, al estrés oxidativo y acción de citoquinas proinflamatorias.

   - **Hiponatremia en cirrosis hepática y ascitis refractaria**: Se define una ascitis refractaria como una ascitis grado 3, en tratamiento con paracentesis evacuadoras a repetición, tratamiento diurético adecuado y restricción estricta del sodio en la dieta. Esta ascitis refractaria se produce por una hiperactivación prolongada del SRAA, ADH y SNS que provoca retención de sodio y agua, conjuntamente con una disminución de la presión oncótica por hipoalbuminemia, un aumento de la permeabilidad capilar intersticial y reducción/insuficiencia renal.

- **Hiponatremia en falla renal aguda y cirrosis hepática:** La falla renal aguda en cirróticos se produce por la persistencia de la hipoperfusión renal secundaria a la vasodilatación esplácnica, además de otros factores relacionados como peritonitis bacteriana espontánea, infecciones, sangrado gastrointestinal y uso de fármacos nefrotóxicos, y si persiste el daño renal; podría desencadenar un síndrome hepatorrenal.

2.3.1. FISIOPATOLOGÍA DE LA HIPONATREMIA EN LA CIRROSIS HEPÁTICA

La fisiopatología de la hiponatremia en la cirrosis hepática es compleja e involucra una gran cantidad de mecanismos fisiopatológicos, pero se puede resumir en dos mecanismos de suma importancia (48) (54):

1. **Vasodilatación esplácnica:** La hipertensión portal se desarrolla por un aumento de la resistencia hepática intravascular y un hiperflujo portal, lo cual produce una vasodilatación esplácnica por acción de vasodilatadores endógenos (como el óxido nítrico) e hiporreactividad extrahepática a vasoconstrictores (ej. tromboxano A2, angiotensina II, ADH, etc); produciendo una reducción del volumen de sangre arterial efectivo y de la perfusión renal, activando el sistema renina-angiotensina-aldosterona (SRAA) y el Sistema Nervioso Simpático (SNS); siendo el resultado final la retención de sodio y agua, ascitis, edema de miembros inferiores y la hiponatremia dilucional.

2. **Estimulación osmótica y no osmótica para la secreción de vasopresina (ADH):** Mientras que en un paciente sin patología los estímulos osmóticos toman prioridad, en el paciente cirrótico se presentan principalmente factores no osmóticos, como la hipovolemia o bajo volumen de sangre arterial efectivo, por vasodilatación esplácnica mediada por el óxido nítrico, y factores osmóticos (hiponatremia), lo cual conlleva a la activación de barorreceptores, la unión de la ADH en los receptores de vasopresina (V2) y el transporte de aquaporinas (AQP-2), las cuales inducen la reabsorción tubular excesiva de agua libre de

solutos en los túbulos colectores, y de manera prolongada se desarrolla una hiponatremia dilucional.

2.4. TRATAMIENTO DE LA HIPONATREMIA EN CIRROSIS HEPÁTICA

El tratamiento de la hiponatremia en pacientes cirróticos varía dependiendo del estado clínico de la patología. Como es de conocimiento, la hiponatremia en la cirrosis hepática es un proceso crónico y adaptativo, por lo cual, los pacientes pueden presentarse asintomáticos o con síntomas similares a una encefalopatía hepática. No es recomendado instaurar un tratamiento a todos los pacientes cirróticos con hiponatremia por el riesgo de síndrome de desmielinización pontina por una corrección brusca de sodio sérico, y se sugiere iniciar tratamiento con un valor de sodio sérico menor de 120 mmol/L y/o hiponatremia con síntomas neurológicos.

La conducta terapéutica a seguir en los pacientes con hiponatremia hipovolémica se basa en el uso equilibrado de cristaloides (Cloruro de Sodio al 0.9% con corrección de déficit de bicarbonato) y medidas anti-hiperkalémicas (dieta normosódica, gluconato de calcio al 10% o cloruro cálcico, glucosa e insulina, salbutamol y diuréticos de asa y tiazídicos), mientras que en los pacientes asintomáticos con hiponatremia hipervolémica se deben seguir las siguientes directrices (47) (48) (49) (55) (56):

- **Descontinuación de diuréticos y de betabloqueantes:** El uso de diuréticos es un pilar importante dentro de la terapéutica de la cirrosis hepática, y generalmente se usa un diurético antagonista de la aldosterona (espironolactona) y un diurético de asa (furosemida) en caso de ascitis; pero teniendo en cuenta que su uso crónico produce hiponatremia. El retiro del diurético debe ser controlado, debido al efecto adverso de empeorar la ascitis y el edema de extremidades.

  Los betabloqueantes son utilizados en los pacientes con cirrosis hepática como profilaxis primaria o secundaria de la hemorragia digestiva alta variceal, y se deben descontinuar si la presión arterial media (PAM) es <82 mmHg, por la posibilidad de empeorar la ascitis, la hiponatremia y aumentar la mortalidad.

- **Restricción de fluidos:** Se aconseja disminuir la ingesta de líquidos <750-500 ml en pacientes con natremia <120 mmol/L hasta conseguir un balance hídrico negativo, pero si la tolerancia del paciente es mala, se puede realizar una restricción hídrica de 1 - 1.5 L, y la descontinuación de la corrección de sodio una vez alcanzada la meta de natremia (135-145 mmol/L).

- **Terapia normotensiva:** La midodrina (antihipotensor) y el octreotide (terapia de salvataje en sangrado gastrointestinal irascible) han sido utilizados en pacientes con hipotensión persistente después de la descontinuación de los betabloqueantes y de diuréticos, y han demostrado mejorar la PAM y tratar la hiponatremia, en especial en pacientes con síndrome hepatorrenal, mejorando la función renal considerablemente.

- **Corrección del déficit de hiponatremia e hipokalemia:** La corrección de hiponatremia debe ser realizada con suma precaución, evitando una corrección muy acelerada que pueda provocar un síndrome de desmielinización pontina. También se debe corregir la hipokalemia provocada por el uso intenso de diuréticos y de laxantes. La corrección de este electrolito resulta en dos ventajas: evita el desarrollo de la alcalosis metabólica (que puede precipitar o agravar la encefalopatía hepática al aumentar la glutaminasa renal) y aporta a la corrección de la hiponatremia, por intercambio electrolítico con el sodio,

Los pacientes con hiponatremia hipervolémica severa y/o sintomática requieren de una conducta terapéutica más estricta y de vigilancia estrecha, y además de las medidas anteriormente descritas, se aconseja lo siguiente (48) (57) (58) (59):

- **Infusión de albúmina al 20%:** Aunque el mecanismo de acción no se encuentra completamente esclarecido, se piensa que la albúmina intravenosa incrementa la perfusión renal por sus propiedades oncóticas (VSAE) y no oncóticas (reducción de la acción del SRAA). La dosis recomendada es 1 gr/kg/h (máximo 100 gr) y ha demostrado su efectividad en varios estudios, pero su gran desventaja es su alto coste económico y difícil adquisición en países de bajo desarrollo y/o en vías de desarrollo.

Se requieren de más estudios para considerarlo como tratamiento de la hiponatremia en la cirrosis hepática, pero ha demostrado eficacia en otras patologías como: la peritonitis bacteriana espontánea (PBE), encefalopatía hepática, cardiomiopatía cirrótica, síndrome hepatorrenal y profilaxis de daño circulatorio post-paracentesis en ascitis de gran volumen.

- **Infusión de Cloruro de Sodio hipertónico al 3%:** El uso de solución salina hipertónica se debe reservar exclusivamente para pacientes con hiponatremia <110 mmol/L y con sintomatología neurológica como convulsiones, distrés cardiopulmonar y alteración del sensorio. Se recomienda utilizar bolos de 100 ml en 15-20 minutos, con una infusión de mantenimiento continua de 15-30 ml/hora, siendo la meta a conseguir un incremento de 4-6 mmol/L de sodio sérico (máximo de 9 mmol/L).

  Se puede adicionar la desmopresina (análogo sintético de la hormona antidiurética) como medida preventiva de un síndrome de desmielinización pontina, en dosis de 1-2 mcg c/6-8h por 24-48 horas hasta alcanzar la meta de sodio sérico. Otra consideración a tener en cuenta es el efecto deletéreo de producir hipervolemia en la infusión de solución hipertónica, por lo cual se puede añadir diuréticos de asa.

- **Uso de antagonistas de receptor de vasopresina (vaptanos):** Los vaptanos son fármacos que bloquean la acción de la ADH en los receptores de vasopresina (V1 y V2) a nivel del túbulo colector renal, promoviendo la excreción de agua libre y aumentando el sodio sérico. Los vaptanos más utilizados son el conivaptan (único en vía IV) y tolvaptan (vía oral), siendo el más accesible el tolvaptan; mientras que el uso crónico de conivaptan ha demostrado producir hipotensión y recurrencia de sangrado variceal en los pacientes cirróticos.

Ciertos estudios prospectivos como SALT (Study of Ascending Levels of Tolvaptan) y SALTWATER (Safety and sodium Assessment of Long-term

Tovalptan With Hyponatremia) han demostrado la eficacia de los vaptanos en la terapéutica de la hiponatremia en pacientes cirróticos, pero cabe recalcar que los estudios presentaban ciertas limitaciones como el enfoque en el Síndrome de Secreción Inadecuada de la hormona Antidiurética (SIADH) y un grupo reducido de pacientes cirróticos en los estudios.

Los efectos adversos más reportados en el uso de tolvaptan son la xerostomía bucal, poliuria, micción diurna excesiva, sed, fatiga y alteración de las transaminasas, lo cual supone un posible riesgo en los pacientes en espera de trasplante hepática o con síndrome hepatorrenal, pero la FDA no ha aprobado aún su uso como tratamiento en la cirrosis hepática, excepto en ensayos clínicos.

CAPÌTULO III: METODOLOGÍA Y ANÁLISIS DE RESULTADOS

3.1. DISEÑO DE INVESTIGACIÓN

Para el presente trabajo se realizó un estudio observacional, de carácter retrospectivo, descriptivo y transversal.

3.2. POBLACIÓN DE ESTUDIO

3.2.1. UNIVERSO

Todos los pacientes con diagnóstico de cirrosis hepática en el Hospital General del Norte de Guayaquil Ceibos durante el período de tiempo comprendido desde enero del 2021 a junio del 2022, con un total de 316 pacientes.

3.2.2. MUESTRA

Del universo total de 316 pacientes, se aplicaron los siguientes criterios de inclusión, lo que resultó en una muestra de 111 pacientes.

3.2.2.1. CRITERIOS DE INCLUSIÓN

A. Pacientes con diagnóstico establecido de cirrosis hepática (CIE-10: K74) y de hiponatremia según datos de laboratorio.

B. Pacientes con historia clínica completa y exámenes de laboratorio completos.

C. Pacientes ingresados en el área de Gastroenterología del Hospital General Norte de Guayaquil IESS Los Ceibos en el período de tiempo a estudiar (enero 2021 - junio 2022).

3.2.2.2 CRITERIOS DE EXCLUSIÓN

A. Pacientes con resultados de laboratorio no reportados o incompletos.

B. Pacientes con diagnóstico diferencial de cirrosis hepática (insuficiencia cardiaca).

C. Pacientes con petición de alta médica voluntaria.

3.3. RECOLECCIÓN Y GESTIÓN INFORMÁTICA DE LOS DATOS

Los datos utilizados en este estudio fueron recopilados a través de la revisión de historias clínicas en el sistema AS400 de pacientes hospitalizados con diagnóstico de cirrosis hepática en el Hospital General del Norte de Guayaquil IESS Los Ceibos durante el período de enero 2021 a junio 2022 en la dependencia de hospitalización de Gastroenterología (Gastroenterología - HO), en la cual, se elaboró una base de datos en el programa Microsoft Excel 2016, incluyendo todas las variables a utilizar en el estudio. Además, se utilizaron calculadoras online para obtener los puntajes de la escala de Child-Pugh en la página web: *Rapid Critical Care Consult* (https://www.rccc.eu/).

3.4. ANÁLISIS ESTADÍSTICO

Todos los datos fueron recolectados en el software SPSS v.25 y en Excel 2016 para su tabulación y posterior análisis, además de la elaboración de tablas y gráficos. Para el análisis descriptivo, en las variables numéricos se realizaron promedios por desviación estándar, mientras que en las variables no numéricas se calcularon frecuencias y porcentajes. Para las variables numéricas se realizó Chi Cuadrado, y los valores p <0,05 se consideraron como estadísticamente significativo.

3.5. RESULTADOS

Para el desarrollo de esta investigación el departamento de Estadística del Hospital General del Norte de Guayaquil IESS Los Ceibos nos facilitó, por medio de los canales de comunicación indicados, una base de datos de pacientes con cirrosis e hiponatremia hospitalizados en el período que comprende **enero 2021 hasta junio de 2022.** , los cuales presentan el CIE-10 de K47, que corresponde a fibrosis y cirrosis hepática que contenía un universo de 316 pacientes, de los cuales se identificó 120 pacientes cumplían con el criterio de inclusión de hospitalización en el área de Gastroenterología del Hospital IESS Los Ceibos y se excluyeron 9 pacientes, obteniéndose un total de 111 pacientes **(Gráfico 4)** con cirrosis e hiponatremia.

Referente a las características de los pacientes según su sexo, edad, fármacos y estancia hospitalaria **(Tabla 4)**; se reconoce que el 50,5% son mujeres, mientras que el 49,5% restantes pertenecen al sexo masculino **(Gráfico 5)**. En cuanto a la edad, el rango predominante fue de 51 a 70 años con el 64,9%, seguido del 30,6% que corresponden a las personas de 71 a 91 años; también se reconoció que el 63,1% utiliza fármacos (diuréticos) **(Gráfico 6)**. Por otro lado, el 72,1% mantuvo una estancia hospitalaria de 1 a 15 días, en tanto que, el 22,5% permaneció hospitalizado un tiempo de 16 hasta 30 días **(Gráfico 7)**.

Para estimar la prevalencia de los grados de hiponatremia en pacientes con cirrosis hepática), para identificar la prevalencia se consideró la siguiente fórmula:

$$\text{Prevalencia} = \frac{\underline{\text{Casos nuevos y preexistentes en un período}}}{\text{Población total en el período}} * 100$$

Dentro del Hospital General del Norte de Guayaquil IESS Los Ceibos, se identificó un total de 111 casos de pacientes cirróticos con hiponatremia durante el período de enero 2021 a junio 2022. Durante este mismo periodo, el número de pacientes con cirrosis hepática atendidos en el hospital fue de 316 pacientes; considerando la fórmula establecida previamente, se determinó que la prevalencia a nivel general de hiponatremia en los pacientes con cirrosis es del 35,1%.

Con respecto a los grados de hiponatremia, existe una mayor prevalencia en el nivel leve con el 23,7%, el grado moderado presentó una prevalencia del 10,1% y el grado severo una prevalencia del 1,3% **(Tabla 5)**. En síntesis, la prevalencia de hiponatremia varía; sin embargo, los grados más comunes son leve y moderado en comparación con la hiponatremia severa **(Gráfico 8)**.

Sobre la relación del grado de hiponatremia con las comorbilidades asociadas a la cirrosis hepática, se realiza el cruce de variables a través de una prueba de Chi Cuadrado y se identificó que solo el cáncer se relacionó con los grados de hiponatremia, esto al obtener un valor p de 0,049 (menor a 0,05) **(Tabla 6)**. En este ámbito, la presencia de cáncer conduce a la tenencia de un grado moderado de hiponatremia. Por el contrario, comorbilidades como la hipertensión arterial, la diabetes mellitus, la enfermedad renal crónica y la tuberculosis (TB) no se relacionaron significativamente con los grados de hiponatremia al manifestar una significancia mayor a 0,05. **(Gráfico 9)**.

Se realizó una correlación de la gravedad de la cirrosis según la escala de Child-Pugh y el grado de hiponatremia de los pacientes estudiados, y bajo un enfoque descriptivo, se determinó que el 31,5% de los pacientes cirróticos con un grado de hiponatremia leve presentaron un nivel B de gravedad (enfermedad hepática moderada) de la cirrosis. Esto significa que el paciente con una cirrosis clase A con una función hepática comprometida y un mejor pronóstico, mientras que, el 22,5% expuso un nivel C que indica una cirrosis grave con una función hepática muy deteriorada y un pronóstico más pobre **(Tabla 7)**. Cabe mencionar que, no se identificó una relación entre ambas variables al observar un valor p mayor a 0,05 (0,256) en la prueba de Chi Cuadrado. **(Gráfico 10)**.

En la identificación de la etapa de cirrosis en la que se presenta con mayor frecuencia los diferentes grados de hiponatremia dentro de la población estudiada, se reconoció que el 51,4% de los pacientes cirróticos con un grado leve de hiponatremia presentaron una cirrosis descompensada, mientras que el 16,2% presentaban una cirrosis compensada **(Gráfico 11 y Tabla 8)**. Cabe mencionar que en la cirrosis descompensada predominó también en los grados moderado y severo de hiponatremia con el 26,1% y 2,7% respectivamente, reconociendo que durante esta fase la funcionalidad hepática se ve afectada por cambios crónicos en su arquitectura y vascular, lo cual precipita una hipertensión portal y la aparición de la hiponatremia.

En el estudio, al determinar la relación entre el grado de hiponatremia y las complicaciones más frecuentes en los pacientes cirróticos, se encontró que el 27% de los pacientes cirróticos con hiponatremia leve presentaron un grado 0 en los criterios de West Haven, indicando la ausencia de encefalopatía hepática. Por el contrario, el 16,2% de paciente con hiponatremia leve presentaron una encefalopatía grado 2 según la clasificación de West Haven **(Tabla 9)**.

Por otro lado, la mayoría de los pacientes con hiponatremia leve (40,5%) presentaron varices esofágicas, aunque aquellos con un nivel moderado no expusieron esta complicación, en tanto que el 38,7% con un grado leve de hiponatremia manifestaron ascitis **(Gráfico 12)**. Con respecto a la hiponatremia severa, solo el 3,6% manifestaron hemorragia digestiva alta no varicosa (HDA). En temas estadísticos, solo la HDA se relacionó con el grado de hiponatremia al evidenciar un valor p menor a 0,05 (0,032) en la prueba de Chi Cuadrado **(Tabla 9)**.

Para nuestro estudio de prevalencia, se realizaron tablas cruzadas para determinar la correlación entre las diferentes variables a estudiar. Considerando el cruce de las variables edad y sexo, se identificó que los pacientes cirróticos con hiponatremia pertenecen mayoritariamente al sexo femenino predominando las edades de 51 a 70 años (32,4%) **(Gráfico 13)**. Este rango etario prevalece de igual forma en los pacientes masculinos con el 32,4%; cabe mencionar que, no se identificó una relación entre ambos criterios al observar una significancia mayor a 0,05 (0,909) **(Tabla 10)**.

Con respecto a las variables de edad y sexo con el grado de hiponatremia se demostró que el 35,1% de las pacientes femeninas con cirrosis hepática tienen un grado leve de hiponatremia, al igual que el 32,4% de los hombres; sin embargo, son estos últimos quienes predominan en el nivel de hiponatremia moderada **(Tabla 11)**. En cuanto a la edad, el rango con el mayor número de casos de hiponatremia leve y moderada fue el de 51 a 70 años (64,9%); no se identificó una correlación entre las variables al evidenciar un valor p mayor a 0,005 **(Gráfico 14)**.

Sobre el sexo y la edad con el estadio clínico de la cirrosis hepática (compensada o descompensada), se encontró que los pacientes cirróticos con un estado descompensado son mayoritariamente hombres (41,4%); sin embargo, en la cirrosis compensada quienes predominan son las mujeres con el 11,7% **(Tabla 12)**. De igual manera las personas entre 51 a 70 años destacan por mantener un estadio clínico descompensado (55%); en el ámbito estadístico, la edad se relacionó con los estadios clínicos de la cirrosis al obtener un valor p menor a 0,05 (0,002) **(Gráfico 15)**.

Al relacionar el sexo con las complicaciones de la cirrosis hepática (encefalopatía hepática, várices esofágicas, hemorragia digestiva alta, ictericia y ascitis) se evidenció que el 19,8% de las pacientes cirróticas con hiponatremia no presentaron encefalopatía hepática, mientras que el 16,2% que se identificado una encefalopatía hepática grado 2 fueron hombres **(Tabla 13) (Gráfico 16)**. Las várices esofágicas predominaron en las mujeres con el 33,3%, mientras que, los casos de ascitis se presentaron mayormente en los hombres con el 29,7%. Por otro lado, se observó que las varices esofágicas se relacionaron con el sexo, al obtener una significancia menor a 0,05 (0,046) **(Tabla 13)**.

Sobre la edad y las complicaciones de la cirrosis hepática, se observó que la mayoría de los pacientes que presentaron un grado 0 en los criterios de West Haven de encefalopatía hepática se encuentran entre los 51 a 70 años (20,7%), y a su vez, presentaron varices esofágicas (36%), HDA (23,4%) y ascitis (38,7%) **(Tabla 14) (Gráfico 17)**. No se observó relación entre las complicaciones de la cirrosis hepática con la edad dado la tenencia de un valor p mayor a 0

3.6. DISCUSIÓN

La hiponatremia, es una condición médica caracterizada por niveles bajos de sodio sérico que se presenta como una disrupción del equilibrio osmótico en el cuerpo como producto del aumento de agua libre debido a las dificultades para su excreción (60).

La literatura establece que, en pacientes con cirrosis, la hiponatremia se presenta cuando el sodio sérico es de 130 mEq/L. Sus manifestaciones clínicas pueden variar desde síntomas sutiles, como náuseas y confusión, hasta complicaciones graves, como edema cerebral y convulsiones (48) .

Es fundamental reconocer que, la hiponatremia en pacientes con cirrosis hepática representa un desafío significativo en el ámbito de la salud, puesto que, se ha observado que la presencia de hiponatremia en este contexto se asocia con un aumento de la morbilidad y la mortalidad (61).

Consecuentemente, el objetivo principal del presente estudio fue estimar la prevalencia del grado de hiponatremia en pacientes con Cirrosis Hepática ingresados en el área de Gastroenterología en el Hospital General del Norte de Guayaquil IESS Los Ceibos en el período de enero 2021 a junio 2022.

Los resultados demostraron que los pacientes cirróticos con hiponatremia son en su mayoría mujeres, predominando las edades de 51 a 91 años; además, se identificó que gran parte de los pacientes sostuvo una estancia hospitalaria de 1 a 15 días, y utilizaron fármacos (diuréticos). Con respecto a los criterios demográficos, en el estudio de Younes et al (2021) se identificó que la hiponatremia se presentó en el 36,9% de los pacientes con cirrosis, donde el 53,12% fueron hombres y el 46,8% mujeres, lo cual difiere con los hallazgos actuales (61). Sin embargo, la edad media fue de $53,7 \pm 11,3$ años. Asimismo, en la investigación de Defás y Mogro (2021) existió una predominancia del sexo masculino (56,57%) sobre el femenino (43,43%), mientras que la edad promedio fue de 65 años. Referente a la estancia hospitalaria, los pacientes con hiponatremia estuvieron en promedio 9,3 días, coincidiendo en cierto punto con los resultados actuales (62).

Dentro de las comorbilidades asociadas a la cirrosis hepática que presentaron los pacientes, se destaca la hipertensión arterial (57,7%), la diabetes mellitus (46,8%), la enfermedad renal crónica (19,8%), el cáncer (15,3%) y en menor proporción la tuberculosis (2,7%). Estos datos coinciden con los hallazgos de Defás y Mogro (2021) donde las comorbilidades predominantes fueron la hipertensión arterial (36,36%), la diabetes (23,23%) y la enfermedad renal crónica (9,6%) (62). En síntesis, se determina que estas tres enfermedades son las comorbilidades más frecuentes en pacientes cirróticos con hiponatremia debido a los efectos directos de la enfermedad hepática en el sistema cardiovascular, el metabolismo de la glucosa y la función renal, que se ven agravados por la presencia de hiponatremia.

En los casos de hipertensión arterial, diabetes mellitus y enfermedad renal crónica predominó la hiponatremia leve; no obstante, en los casos de cáncer y tuberculosis destacó el grado moderado de hiponatremia. Cabe mencionar que, existe un limitado número de casos de hiponatremia severa, atribuyéndose a este nivel una proporción del 3,6% (4 casos) que se identificó en pacientes con diabetes e hipertensión. Esto en comparación con los niveles leve y moderado, donde el primero sostuvo una participación del 67,6% y el segundo un 28,8%. A diferencia de los hallazgos actuales, en el trabajo de Younes et al (2021) la hiponatremia moderada fue la predominante con el 21,5%, seguido del grado leve (9,2%) y severo (6,2%) (61).

Conforme los resultados obtenidos y la literatura analizada, se determina que la hiponatremia leve es la forma más común debido a factores como el consumo excesivo de líquidos y el uso de diuréticos, que resultan en una dilución leve de los niveles de sodio en sangre, mientras que, la hiponatremia severa o graves es la menos común.

En cuanto a la gravedad de la cirrosis, se observó la predominancia de un nivel B de gravedad, destacando en los casos de hiponatremia leve. En segundo lugar, se ubicó el nivel C de gravedad, seguido por el nivel A, ambos con un mayor número de casos en lo que refiere a hiponatremia leve. En el trabajo de Defás y Mogro (2021) se observó que de los pacientes con hiponatremia, el 62,04% tenía un nivel B de gravedad de la cirrosis, el 39,37% un grado A y el 75% un nivel C (62) . Mientras que, en el estudio de Pradeep y Sindhura (2022) el 76,6% presentó un nivel B/C y el 50% un nivel A, datos que coinciden con los resultados actuales (63). Esto permite reconocer que, la mayoría de los pacientes mantienen una función hepática moderadamente comprometida, con un mayor riesgo de complicaciones y una menor supervivencia en comparación con el nivel A.

Por otro lado, la mayoría de los pacientes se encuentran en la etapa de la cirrosis descompensada, mientras que, solo 22 casos expusieron una etapa compensada de la cirrosis, en ambos casos, destaca el grado de hiponatremia leve. En el estudio de Pradeep y Sindhura (2022) se observó que los pacientes con cirrosis descompensada exponen diferentes complicaciones que se asocian con una mortalidad mayor en los pacientes hospitalizados como la ascitis, encefalopatía hepática y hemorragia digestiva alta y hasta enfermedad de Parkinson, aumentando la morbimortalidad en los pacientes (63).

Referente a las complicaciones, la mayoría de los pacientes expusieron un grado 0 en los criterios de West Haven (33,3%), lo que indica la ausencia de encefalopatía hepática; no obstante, el 27,9% expuso un grado 2 y el 22,5% un grado 1. Además, gran parte de los pacientes manifestaron la presencia de varices esofágicas y ascitis. En menor proporción, se destacaron casos de Hemorragia digestiva alta no varicosa (HDA) e ictericia, toda la una predominancia en el grado leve de hiponatremia.

En el trabajo de Defás y Mogro (2021) las complicaciones que predominaron fueron las várices esofágicas (51,52%), las ascitis (53,03%), el sangrado variceal (34,85%), la encefalopatía hepática (28,28%), el síndrome hepatorrenal (SHR) (30,81%) y la ictericia (15,66%) (62). De igual manera, en el estudio de Bhandari y Chaudhary (2021) las complicaciones predominantes fueron el edema (100%), la ascitis (93,6%), la palidez (93,6%), el sangrado gastrointestinal superior (74,5%), la ictericia (72,3%), la encefalopatía hepática (46,8%), entre otros (64). En tanto que, Pradeep y Sindhura (2022) destacaron que los pacientes con hiponatremia presentaron ascitis (74,4%) y encefalopatía hepática (85,4%) (63).

Los resultados asociados con la encefalopatía hepática coinciden con los hallazgos de Younes et al (2021), puesto que, en su trabajo el 32,3% no presentaron encefalopatía hepática, mientras que en nuestro estudio el 20,8% indicó un grado 1, el 23,8% un grado 2, el 12,3% un grado 3 y el 10,8% un grado 4 (61). Esto demuestra que la hiponatremia tiende a afectar la función cerebral de los pacientes cirróticos, predisponiéndolos a la exposición de encefalopatía hepática.

De acuerdo con Younes et al (2021), el riesgo de desarrollar estas complicaciones es directamente proporcional con los grados de hiponatremia, estableciendo que diversos estudios han revelado que la hiponatremia severa se asocia con una gravedad mayor de la encefalopatía hepática (61). Sin embargo, en el estudio actual dicha premisa no se corrobora al evidenciar un valor $p > 0,05$ y destacando que los 4 casos de hiponatremia severa se presentaron en pacientes con encefalopatía hepática de grado 1 y 2.

En relación con la prevalencia de la hiponatremia a nivel general en los pacientes cirróticos, esta fue del 35,1%; sin embargo, por grados de hiponatremia destaca el nivel leve con el 23,7%, seguido del moderado con el 10,1% y el severo con el 1,3%. En el trabajo de Attar (2019) se identificó que la prevalencia de hiponatremia en pacientes con cirrosis es del 22% (47), donde la hiponatremia grave o severa tiene una prevalencia del 6%; mientras que, en el estudio de Ordoñez e Yperti (2023) la tasa de prevalencia de hiponatremia grave fue del 6,2%, con mayor predominancia en las mujeres (65).

Por otro lado, en el estudio de Bhandari y Chaudhary (2021) la prevalencia de hiponatremia fue del 41,22% siendo mayor en hombres (64). En el estudio de Pradeep y Sindhura (2022) la prevalencia global de hiponatremia fue del 75% (63); mientras que Bashir et al (2019) en su estudio destaca una prevalencia del 47,9% (66).

Considerando lo expuesto por Defás y Mogro (2021) la hiponatremia prevalece entre el 20 al 50% de los pacientes cirróticos, siendo relativamente alta (66).

Durante el estudio se presentaron ciertas limitaciones, como la exclusión de pacientes por falta de información o que presentaban un diagnóstico CIE-10 que no correspondía dentro de los criterios de inclusión; además de que en ciertos pacientes no se identifica la etiología específica de la cirrosis hepática, debido a una anamnesis incompleta, la ausencia de estudios complementarios (por falta de reactivos u omisión de los resultados de laboratorio) o no se reportaban otros estudios complementarios dentro de la historia clínica por omisión o el paciente los realizó los estudios de manera particular, o una hospitalización tardía con una cirrosis descompensada y de reciente diagnóstico, lo cual podría llevar a una subestimación de nuestros resultados.

CAPÌTULO IV: CONCLUSIONES Y RECOMENDACIONES

4.1. CONCLUSIONES

1. La prevalencia de hiponatremia en pacientes con cirrosis a nivel general fue del 35,1%, con predominio de la hiponatremia leve con una prevalencia del 67,6%, hiponatremia moderada con el 28,8% e hiponatremia severa con el 3,6%.

2. Se identificó que el cáncer fue la única comorbilidad que se relacionó con los grados de hiponatremia (valor p de 0,049 < 0,05). donde el 8,1% presentó hiponatremia moderada.

3. No se identificó una relación entre la gravedad de la cirrosis y el grado de hiponatremia (valor p de 0,256 > 0,05); sin embargo, se reconoció la predominancia de un Child-Pugh B (42,3%), donde el 31,5% tuvo hiponatremia leve.

4. La etapa de la cirrosis descompensada es donde mayor número de casos se identificó (80,2%), destacando que el 51,4% tiene hiponatremia leve, el 26,1% hiponatremia moderada y el 2,7% hiponatremia severa.

5. La hemorragia digestiva alta no varicosa (HDA) fue la única complicación que se relaciona con el grado de hiponatremia (valor p 0,032 < 0,05) dentro de nuestro estudio, destacando el 23,4% con hiponatremia leve, el 10,8% con hiponatremia moderada y el 3,6% con hiponatremia severa.

4.2. RECOMENDACIONES

1. Se sugiere a la comunidad científica realizar nuevos estudios de prevalencia del grado de hiponatremia en pacientes cirróticos en las diversas casas de salud del país debido a la falta de datos en esta línea de investigación.

2. Debido a la asociación entre el cáncer y los niveles de hiponatremia, se recomienda un monitoreo continuo de los niveles de sodio en pacientes oncológicos, lo cual podría mejorar la calidad de vida y reducir la morbimortalidad.

3. Aplicar métodos de detección temprana de descompensación en pacientes cirróticos con comorbilidades para evitar la aparición de un grado mayor de hiponatremia que produciría complicaciones a corto y largo plazo.

4. Se recomienda a la institución desarrollar programas educativos dirigidos a los pacientes con cirrosis para exponer la importancia de cumplir con las recomendaciones médicas y evitar la manifestación de complicaciones.

5. Ejecutar un protocolo de seguimiento a largo plazo de los pacientes con cirrosis hepática e hiponatremia para la detección temprana de complicaciones y mejorar la sobrevida.

REFERENCIAS

1.   Poveda KAF, Arias JEM, Subia DLF, Castro AMM. Cirrosis hepática: perfil epidemiológico y calidad de vida. Hospital Teodoro Maldonado Carbo. Período 2014 – 2015. Ciencia Digital [Internet]. 4 de octubre de 2019 [citado 3 de julio de 2023];3(4):82-100.   Disponible   en: https://cienciadigital.org/revistacienciadigital2/index.php/CienciaDigital/article/view/936

2.   IHME. Institute for Health Metrics and Evaluation. 2020 [citado 3 de julio de 2023]. Cirrhosis and other chronic liver diseases due to other causes — Level 4 cause. Disponible en: https://www.healthdata.org/results/gbd_summaries/2019/cirrhosis-and-other-chronic-liver-diseases-due-to-other-causes-level-4-cause

3.   American College of Gastroenterology [Internet]. 2012 [citado 3 de julio de 2023]. Liver Cirrhosis. Disponible en: https://gi.org/topics/liver-cirrhosis/

4.   INEC. Estadísticas Vitales Registro Estadístico de Defunciones Generales de 2021 - Buscar con Google [Internet]. 2022 [citado 3 de julio de 2023]. Disponible en: https://www.ecuadorencifras.gob.ec/documentos/web-inec/Poblacion_y_Demografia/Defunciones_Generales_2021/Principales_resultados_EDG_2021_v2.pdf

5.   Bernal JFM, Morales EL, Sandino NJ, Franco DM. Cirrosis hepática o falla hepática crónica agudizada: definición y clasificación. Revista Repertorio de Medicina y Cirugía [Internet]. 14 de julio de 2022 [citado 3 de julio de 2023];31(2):112-22. Disponible en: https://revistas.fucsalud.edu.co/index.php/repertorio/article/view/1052

6.   Smith A, Baumgartner K, Bositis C. Cirrhosis: Diagnosis and Management. afp [Internet]. 15 de diciembre de 2019 [citado 3 de julio de 2023];100(12):759-70. Disponible en: https://www.aafp.org/pubs/afp/issues/2019/1215/p759.html

7.   Mellado-Orellana R, Sánchez-Herrera D, Deschamps-Corona A, Núñez-Hernández JC, Díaz-Greene EJ, Rodríguez-Weber FL. Hiponatremia para principiantes. Med Int Mex [Internet]. 2022 [citado 26 de octubre de 2022];38(2):397-408. Disponible en: https://www.medigraphic.com/cgi-bin/new/resumen.cgi?IDARTICULO=104967

8.   Alukal JJ, John S, Thuluvath PJ. Hyponatremia in Cirrhosis: An Update. Official journal of the American College of Gastroenterology | ACG [Internet]. noviembre de 2020 [citado 26 de octubre de 2022];115(11):1775-85. Disponible en: https://journals.lww.com/ajg/Abstract/2020/11000/Hyponatremia_in_Cirrhosis__An_Update.11.aspx

9.   Younas A, Riaz J, Chughtai T, Maqsood H, Saim M, Qazi S, et al. Hyponatremia and Its Correlation With Hepatic Encephalopathy and Severity of

Liver Disease. Cureus. 6 de febrero de 2021;13(2):e13175.

10. Solís Alcívar DC, Bermúdez Garcell AJ, Serrano Gámez NB, Teruel Ginés R, Castro Maquilón AG, Solís Alcívar DC, et al. Efectos del alcohol en la aparición de cirrosis hepática. Correo Científico Médico [Internet]. junio de 2020 [citado 3 de julio de 2023];24(2):743-63. Disponible en: http://scielo.sld.cu/scielo.php?script=sci_abstract&pid=S1560-43812020000200743&lng=es&nrm=iso&tlng=es

11. OPS/OMS. Hepatitis [Internet]. 2019 [citado 3 de julio de 2023]. Disponible en: https://www.paho.org/es/temas/hepatitis

12. Corrales Alonso S, Hernández Hernández R, González Báez A, Vanterpool Héctor M, Rangel Lorenzo E, Villar Ortiz D, et al. Estudio descriptivo de pacientes con cirrosis hepática de etiología viral, en la provincia de Matanzas. Revista Médica Electrónica [Internet]. abril de 2021 [citado 3 de julio de 2023];43(2):3074-90. Disponible en: http://scielo.sld.cu/scielo.php?script=sci_abstract&pid=S1684-18242021000203074&lng=es&nrm=iso&tlng=es

13. Ospino Rodriguez M, Licona Vera E, Raad Sarabia M, Betancur Vásquez C, Gómez Álvarez L. Esteatohepatitis no alcohólica: De la fisiopatología al diagnóstico. Archivos de medicina [Internet]. 2022 [citado 3 de julio de 2023];18(8):2. Disponible en: https://dialnet.unirioja.es/servlet/articulo?codigo=8693570

14. Vera Mesias MM, Parrales Carvajal JM, Rodríguez Parrales DH. Hepatitis autoinmune, formas clínicas, diagnóstico y pronóstico. Polo del Conocimiento: Revista científico - profesional [Internet]. 2021 [citado 3 de julio de 2023];6(7):61-77. Disponible en: https://dialnet.unirioja.es/servlet/articulo?codigo=8017035

15. Weersink RA, Burger DM, Hayward KL, Taxis K, Drenth JPH, Borgsteede SD. Safe use of medication in patients with cirrhosis: pharmacokinetic and pharmacodynamic considerations. Expert Opinion on Drug Metabolism & Toxicology [Internet]. 2 de enero de 2020 [citado 3 de julio de 2023];16(1):45-57. Disponible en: https://doi.org/10.1080/17425255.2020.1702022

16. Sandhu N, Navarro V. Drug-Induced Liver Injury in GI Practice. Hepatology Communications [Internet]. 2020 [citado 3 de julio de 2023];4(5):631-45. Disponible en: https://onlinelibrary.wiley.com/doi/abs/10.1002/hep4.1503

17. Parola M, Pinzani M. Liver fibrosis: Pathophysiology, pathogenetic targets and clinical issues. Molecular Aspects of Medicine [Internet]. febrero de 2019 [citado 3 de julio de 2023];65:37-55. Disponible en: https://linkinghub.elsevier.com/retrieve/pii/S0098299718300700

18. Roehlen N, Crouchet E, Baumert TF. Liver Fibrosis: Mechanistic Concepts and Therapeutic Perspectives. Cells [Internet]. abril de 2020 [citado 26 de octubre de 2022];9(4):875. Disponible en: https://www.mdpi.com/2073-4409/9/4/875

19. Gunarathne LS, Rajapaksha H, Shackel N, Angus PW, Herath CB. Cirrhotic

portal hypertension: From pathophysiology to novel therapeutics. World J Gastroenterol [Internet]. 28 de octubre de 2020 [citado 3 de julio de 2023];26(40):6111-40. Disponible en: https://www.ncbi.nlm.nih.gov/pmc/articles/PMC7596642/

20. D'Amico G, Morabito A, D'Amico M, Pasta L, Malizia G, Rebora P, et al. New concepts on the clinical course and stratification of compensated and decompensated cirrhosis. Hepatol Int [Internet]. febrero de 2018 [citado 3 de julio de 2023];12(S1):34-43. Disponible en: http://link.springer.com/10.1007/s12072-017-9808-z

21. Sharma B, John S. Hepatic Cirrhosis. En: StatPearls [Internet]. Treasure Island (FL): StatPearls Publishing; 2023 [citado 3 de julio de 2023]. Disponible en: http://www.ncbi.nlm.nih.gov/books/NBK482419/

22. Lesmana CRA, Raharjo M, Gani RA. Managing liver cirrhotic complications: Overview of esophageal and gastric varices. Clin Mol Hepatol [Internet]. 1 de octubre de 2020 [citado 3 de julio de 2023];26(4):444-60. Disponible en: http://www.e-cmh.org/journal/view.php?doi=10.3350/cmh.2020.0022

23. Jakab SS, Garcia-Tsao G. SCREENING AND SURVEILLANCE OF VARICES IN PATIENTS WITH CIRRHOSIS. Clin Gastroenterol Hepatol [Internet]. enero de 2019 [citado 3 de julio de 2023];17(1):26-9. Disponible en: https://www.ncbi.nlm.nih.gov/pmc/articles/PMC6139072/

24. Wilkins T, Wheeler B, Carpenter M. Upper Gastrointestinal Bleeding in Adults: Evaluation and Management. afp [Internet]. 1 de marzo de 2020 [citado 3 de julio de 2023];101(5):294-300. Disponible en: https://www.aafp.org/pubs/afp/issues/2020/0301/p294.html

25. Custovic N, Husic-Selimovic A, Srsen N, Prohic D. Comparison of Glasgow-Blatchford Score and Rockall Score in Patients with Upper Gastrointestinal Bleeding. Med Arch [Internet]. agosto de 2020 [citado 3 de julio de 2023];74(4):270-4. Disponible en: https://www.ncbi.nlm.nih.gov/pmc/articles/PMC7520069/

26. Engelmann C, Clària J, Szabo G, Bosch J, Bernardi M. Pathophysiology of decompensated cirrhosis: Portal hypertension, circulatory dysfunction, inflammation, metabolism and mitochondrial dysfunction. Journal of Hepatology [Internet]. 1 de julio de 2021 [citado 26 de octubre de 2022];75:S49-66. Disponible en: https://www.journal-of-hepatology.eu/article/S0168-8278(21)00002-7/fulltext

27. Rudler M, Mallet M, Sultanik P, Bouzbib C, Thabut D. Optimal management of ascites. Liver International [Internet]. 2020 [citado 3 de julio de 2023];40(S1):128-35. Disponible en: https://onlinelibrary.wiley.com/doi/abs/10.1111/liv.14361

28. Garbuzenko DV, Arefyev NO. Current approaches to the management of patients with cirrhotic ascites. World J Gastroenterol [Internet]. 28 de julio de 2019 [citado 3 de julio de 2023];25(28):3738-52. Disponible en:

https://www.ncbi.nlm.nih.gov/pmc/articles/PMC6676543/

29.   Joseph A, Samant H. Jaundice. En: StatPearls [Internet]. Treasure Island (FL): StatPearls Publishing; 2023 [citado 3 de julio de 2023]. Disponible en: http://www.ncbi.nlm.nih.gov/books/NBK544252/

30.   Pavlovic Markovic A, Stojkovic Lalosevic M, Mijac DD, Milovanovic T, Dragasevic S, Sokic Milutinovic A, et al. Jaundice as a Diagnostic and Therapeutic Problem: A General Practitioner's Approach. Digestive Diseases [Internet]. 20 de mayo de 2021 [citado 3 de julio de 2023];40(3):362-9. Disponible en: https://doi.org/10.1159/000517301

31.   Weissenborn K. Hepatic Encephalopathy: Definition, Clinical Grading and Diagnostic Principles. Drugs [Internet]. 2019 [citado 3 de julio de 2023];79(Suppl 1):5-9. Disponible en: https://www.ncbi.nlm.nih.gov/pmc/articles/PMC6416238/

32.   Dellatore P, Cheung M, Mahpour NY, Tawadros A, Rustgi VK. Clinical Manifestations of Hepatic Encephalopathy. Clin Liver Dis. mayo de 2020;24(2):189-96.

33.   Rose CF, Amodio P, Bajaj JS, Dhiman RK, Montagnese S, Taylor-Robinson SD, et al. Hepatic encephalopathy: Novel insights into classification, pathophysiology and therapy. J Hepatol. diciembre de 2020;73(6):1526-47.

34.   Kabaria S, Dalal I, Gupta K, Bhurwal A, Minacapelli CD, Catalano C, et al. Hepatic Encephalopathy: A Review. EMJ [Internet]. 5 de agosto de 2021 [citado 3 de julio de 2023];9(1):89-97. Disponible en: https://www.emjreviews.com/hepatology/article/hepatic-encephalopathy-a-review/

35.   Chen Z, Ruan J, Li D, Wang M, Han Z, Qiu W, et al. The Role of Intestinal Bacteria and Gut–Brain Axis in Hepatic Encephalopathy. Front Cell Infect Microbiol [Internet]. 21 de enero de 2021 [citado 3 de julio de 2023];10:595759. Disponible en: https://www.ncbi.nlm.nih.gov/pmc/articles/PMC7859631/

36.   Leidi A, Pisaturo M, Fumeaux T. Malnutrition-related hyperammonemic encephalopathy presenting with burst suppression: a case report. Journal of Medical Case Reports [Internet]. 10 de agosto de 2019 [citado 3 de julio de 2023];13(1):248. Disponible en: https://doi.org/10.1186/s13256-019-2185-6

37.   Schindler P, Heinzow H, Trebicka J, Wildgruber M. Shunt-Induced Hepatic Encephalopathy in TIPS: Current Approaches and Clinical Challenges. J Clin Med [Internet]. 23 de noviembre de 2020 [citado 3 de julio de 2023];9(11):3784. Disponible en: https://www.ncbi.nlm.nih.gov/pmc/articles/PMC7700586/

38.   Butterworth RF. Hepatic Encephalopathy in Cirrhosis: Pathology and Pathophysiology. Drugs [Internet]. 2019 [citado 3 de julio de 2023];79(Suppl 1):17-21. Disponible en: https://www.ncbi.nlm.nih.gov/pmc/articles/PMC6416236/

39.   Karanfilian BV, Cheung M, Dellatore P, Park T, Rustgi VK. Laboratory Abnormalities of Hepatic Encephalopathy. Clin Liver Dis. mayo de 2020;24(2):197-

208.

40.	Lurie Y, Webb M, Cytter-Kuint R, Shteingart S, Lederkremer GZ. Non-invasive diagnosis of liver fibrosis and cirrhosis. World J Gastroenterol [Internet]. 7 de noviembre de 2015 [citado 3 de julio de 2023];21(41):11567-83. Disponible en: https://www.ncbi.nlm.nih.gov/pmc/articles/PMC4631961/

41.	Gheorghe G, Bungău S, Ceobanu G, Ilie M, Bacalbaşa N, Bratu OG, et al. The non-invasive assessment of hepatic fibrosis. Journal of the Formosan Medical Association [Internet]. 1 de febrero de 2021 [citado 3 de julio de 2023];120(2):794-803. Disponible en: https://www.sciencedirect.com/science/article/pii/S0929664620303934

42.	Campos-Murguía A, Ruiz-Margáin A, González-Regueiro JA, Macías-Rodríguez RU. Clinical assessment and management of liver fibrosis in non-alcoholic fatty liver disease. World J Gastroenterol [Internet]. 21 de octubre de 2020 [citado 3 de julio de 2023];26(39):5919-43. Disponible en: https://www.ncbi.nlm.nih.gov/pmc/articles/PMC7584064/

43.	Tsoris A, Marlar CA. Use Of The Child Pugh Score In Liver Disease. En: StatPearls [Internet]. Treasure Island (FL): StatPearls Publishing; 2023 [citado 3 de julio de 2023]. Disponible en: http://www.ncbi.nlm.nih.gov/books/NBK542308/

44.	Ruf A, Dirchwolf M, Freeman RB. From Child-Pugh to MELD score and beyond: Taking a walk down memory lane. Annals of Hepatology [Internet]. 1 de enero de 2022 [citado 3 de julio de 2023];27(1):100535. Disponible en: https://www.sciencedirect.com/science/article/pii/S1665268121002349

45.	Trivedi HD. The Evolution of the MELD Score and Its Implications in Liver Transplant Allocation: A Beginner's Guide for Trainees. ACG Case Rep J [Internet]. 4 de mayo de 2022 [citado 3 de julio de 2023];9(5):e00763. Disponible en: https://www.ncbi.nlm.nih.gov/pmc/articles/PMC9287268/

46.	Mejía-Sandoval HJ, Castellanos-Bueno R, Rangel-Rivera DA, Rangel-Rivera KL, Mejía-Sandoval HJ, Castellanos-Bueno R, et al. Aspectos prácticos para la clasificación, diagnóstico y manejo de hiponatremia en el paciente hospitalizado. Medicas UIS [Internet]. agosto de 2020 [citado 3 de julio de 2023];33(2):85-93. Disponible en: http://www.scielo.org.co/scielo.php?script=sci_abstract&pid=S0121-03192020000200010&lng=en&nrm=iso&tlng=es

47.	Attar B. Approach to Hyponatremia in Cirrhosis. Clinical Liver Disease [Internet]. 2019 [citado 26 de octubre de 2022];13(4):98-101. Disponible en: https://onlinelibrary.wiley.com/doi/abs/10.1002/cld.790

48.	Praharaj DL, Anand AC. Clinical Implications, Evaluation, and Management of Hyponatremia in Cirrhosis. J Clin Exp Hepatol [Internet]. 2022 [citado 3 de julio de 2023];12(2):575-94. Disponible en: https://www.ncbi.nlm.nih.gov/pmc/articles/PMC9077240/

49.   Baiges A, Hernández-Gea V. Management of Liver Decompensation in Advanced Chronic Liver Disease: Ascites, Hyponatremia, and Gastroesophageal Variceal Bleeding. Clin Drug Investig [Internet]. 2022 [citado 3 de julio de 2023];42(Suppl 1):25-31. Disponible en: https://www.ncbi.nlm.nih.gov/pmc/articles/PMC9205794/

50.   Rondon-Berrios H, Velez JCQ. Hyponatremia in Cirrhosis. Clin Liver Dis [Internet]. mayo de 2022 [citado 3 de julio de 2023];26(2):149-64. Disponible en: https://www.ncbi.nlm.nih.gov/pmc/articles/PMC9060324/

51.   Chaney A. A Review for the Practicing Clinician: Hepatorenal Syndrome, a Form of Acute Kidney Injury, in Patients with Cirrhosis. Clinical and Experimental Gastroenterology [Internet]. 31 de diciembre de 2021 [citado 3 de julio de 2023];14:385-96. Disponible en: https://www.tandfonline.com/doi/abs/10.2147/CEG.S323778

52.   Gupta K, Bhurwal A, Law C, Ventre S, Minacapelli CD, Kabaria S, et al. Acute kidney injury and hepatorenal syndrome in cirrhosis. World J Gastroenterol [Internet]. 14 de julio de 2021 [citado 3 de julio de 2023];27(26):3984-4003. Disponible en: https://www.ncbi.nlm.nih.gov/pmc/articles/PMC8311533/

53.   Kulkarni AV, Kumar P, Sharma M, Sowmya TR, Talukdar R, Rao PN, et al. Pathophysiology and Prevention of Paracentesis-induced Circulatory Dysfunction: A Concise Review. J Clin Transl Hepatol [Internet]. 28 de marzo de 2020 [citado 3 de julio de 2023];8(1):42-8. Disponible en: https://www.ncbi.nlm.nih.gov/pmc/articles/PMC7132018/

54.   Møller S, Bendtsen F. The pathophysiology of arterial vasodilatation and hyperdynamic circulation in cirrhosis. Liver International [Internet]. 2018 [citado 3 de julio de 2023];38(4):570-80. Disponible en: https://onlinelibrary.wiley.com/doi/abs/10.1111/liv.13589

55.   Sahay M, Sahay R. Hyponatremia: A practical approach. Indian J Endocrinol Metab [Internet]. 2014 [citado 3 de julio de 2023];18(6):760-71. Disponible en: https://www.ncbi.nlm.nih.gov/pmc/articles/PMC4192979/

56.   Ospina LLG, Laverde JLG, Tapia JAA, Cahuasquí JPO. Hiponatremia y síndrome hepatorrenal. RECIMUNDO [Internet]. 11 de julio de 2020 [citado 3 de julio de 2023];4(3):102-17. Disponible en: https://recimundo.com/index.php/es/article/view/854

57.   de Mattos ÂZ, Simonetto DA, Terra C, Farias AQ, Bittencourt PL, Pase THS, et al. Albumin administration in patients with cirrhosis: Current role and novel perspectives. World J Gastroenterol [Internet]. 7 de septiembre de 2022 [citado 3 de julio de 2023];28(33):4773-86. Disponible en: https://www.ncbi.nlm.nih.gov/pmc/articles/PMC9476855/

58.   Baek SH, Jo YH, Ahn S, Medina-Liabres K, Oh YK, Lee JB, et al. Risk of

Overcorrection in Rapid Intermittent Bolus vs Slow Continuous Infusion Therapies of Hypertonic Saline for Patients With Symptomatic Hyponatremia. JAMA Intern Med [Internet]. enero de 2021 [citado 3 de julio de 2023];181(1):1-12. Disponible en: https://www.ncbi.nlm.nih.gov/pmc/articles/PMC7589081/

59. Berl T, Quittnat-Pelletier F, Verbalis JG, Schrier RW, Bichet DG, Ouyang J, et al. Oral Tolvaptan Is Safe and Effective in Chronic Hyponatremia. J Am Soc Nephrol [Internet]. abril de 2010 [citado 3 de julio de 2023];21(4):705-12. Disponible en: https://www.ncbi.nlm.nih.gov/pmc/articles/PMC2844305/

60. Sequera PO de, Álcazar Arroyo R, Albalate Ramón M. Nefrología al Día. 2021 [citado 1 de agosto de 2023]. Trastornos del Potasio. Hipopotasemia. Hiperpotasemia | Nefrología al día. Disponible en: http://www.nefrologiaaldia.org/es-articulo-trastornos-del-potasio-hipopotasemia-hiperpotasemia-383

61. Younes R, Caviglia GP, Govaere O, Rosso C, Armandi A, Sanavia T, et al. Long-term outcomes and predictive ability of non-invasive scoring systems in patients with non-alcoholic fatty liver disease. J Hepatol. octubre de 2021;75(4):786-94.

62. Defás Zambrano GE, Mogro Espinoza MA. Hiponatremia como factor relacionado a mortalidad en pacientes con cirrosis hepática internados en el Hospital Teodoro Maldonado Carbo durante el periodo 2018-2019. 1 de mayo de 2021 [citado 1 de agosto de 2023]; Disponible en: http://repositorio.ucsg.edu.ec/handle/3317/16695

63. G S, C P, C A, Ms S, S M. Prevalence of hyponatremia in chronic liver disease patients and it's correlation with the severity of the disease. J Assoc Physicians India. abril de 2022;70(4):11-2.

64. Bhandari A, Chaudhary A. Hyponatremia in Chronic Liver Disease among Patients Presenting to a Tertiary Care Hospital: A Descriptive Cross-sectional Study. JNMA J Nepal Med Assoc [Internet]. diciembre de 2021 [citado 1 de agosto de 2023];59(244):1225-8. Disponible en: https://www.ncbi.nlm.nih.gov/pmc/articles/PMC9200023/

65. Yperti MJ, Ordoñez M. Prevalencia y factores asociados a la hiponatremia en adultos mayores del año 2016 al 2018, en el Hospital Alcívar. Revista Actas Médicas [Internet]. 2023;31(1):9. Disponible en: https://issuu.com/hospitalalcivar2/docs/revista_actas_medicas_31_vol_1/s/13585949

66. Bashir S, Pervaiz A, Khan HA, Tahir HM, Hasham A, Hafeez MS, et al. Frequency of Hyponatremia in Patients with Hepatic Encephalopathy at a tertiary care hospital. 2019;13(2):306-8. Disponible en: https://pjmhsonline.com/2019/april_june/pdf/306.pdf

ANEXOS

ANEXO 1. RESULTADOS DE TABLAS

Tabla 4. *Características de los pacientes según sexo, edad, fármacos y estancia hospitalaria*

Sexo	Frecuencia	%
Masculino	55	49,5%
Femenino	56	50,5%
Total	111	100,0%
Edad	**Frecuencia**	**%**
30 - 50	5	4,5%
51 - 70	72	64,9%
71 - 91	34	30,6%
Total	111	100,0%
Uso de fármacos (diuréticos)	**Frecuencia**	**%**
Sí	70	63,1%
No	41	36,9%
Total	111	100,0%
Estancia hospitalaria	**Frecuencia**	**%**
1 - 15 días	80	72,1%
16 - 30 días	25	22,5%
31 - 46 días	6	5,4%
Total	111	100,0%

Fuente: Datos internos del Hospital General del Norte de Guayaquil IESS Los Ceibos
Elaborado por: Autores.

Tabla 5. *Prevalencia de los grados de hiponatremia en pacientes con Cirrosis Hepática*

Grados de hiponatremia	Número de casos	Pacientes con cirrosis hepática (mismo período)	Prevalencia	
Leve	75		0,2373	23,7%
Moderada	32	316	0,1013	10,1%
Severa	4		0,0127	1,3%
Total	111		0,3513	35,1%

Fuente: Datos internos del Hospital General del Norte de Guayaquil IESS Los Ceibos. Elaborado por: Autores.

Tabla 6. *Relación entre el grado de hiponatremia con comorbilidades asociadas a la cirrosis hepática*

Comorbilidades asociadas		Grados de hiponatremia			Total	Valor P
		Leve	Moderada	Severa		
Hipertensión arterial						0,063
No	Recuento	37	8	2	47	
	% del total	33,3%	7,2%	1,8%	42,3%	
Sí	Recuento	38	24	2	64	
	% del total	34,2%	21,6%	1,8%	57,7%	
Total	Recuento	75	32	4	111	
	% del total	67,6%	28,8%	3,6%	100,0%	
Diabetes Mellitus						0,432
No	Recuento	43	14	2	59	
	% del total	38,7%	12,6%	1,8%	53,2%	
Sí	Recuento	32	18	2	52	
	% del total	28,8%	16,2%	1,8%	46,8%	
Total	Recuento	75	32	4	111	
	% del total	67,6%	28,8%	3,6%	100,0%	
Enfermedad renal crónica						0,263
No	Recuento	62	23	4	89	
	% del total	55,9%	20,7%	3,6%	80,2%	
Sí	Recuento	13	9	0	22	
	% del total	11,7%	8,1%	0,0%	19,8%	
Total	Recuento	75	32	4	111	
	% del total	67,6%	28,8%	3,6%	100,0%	
Cáncer						0,049
No	Recuento	67	23	4	94	
	% del total	60,4%	20,7%	3,6%	84,7%	
Sí	Recuento	8	9	0	17	
	% del total	7,2%	8,1%	0,0%	15,3%	
Total	Recuento	75	32	4	111	
	% del total	67,6%	28,8%	3,6%	100,0%	
Infeccioso (TB)						0,337
No	Recuento	74	30	4	108	
	% del total	66,7%	27,0%	3,6%	97,3%	
Sí	Recuento	1	2	0	3	
	% del total	0,9%	1,8%	0,0%	2,7%	
Total	Recuento	75	32	4	111	
	% del total	67,6%	28,8%	3,6%	100,0%	

Fuente: Datos internos del Hospital General del Norte de Guayaquil IESS Los Ceibos. Elaborado por: Autores.

Tabla 7. *Gravedad de la cirrosis y el grado de hiponatremia*

Escala de Child-Pugh		Grados de hiponatremia			Total	Valor P
		Leve	Moderada	Severa		
Gravedad de la cirrosis						0,256
A	Recuento	15	4	1	20	
A	% del total	13,5%	3,6%	0,9%	18,0%	
B	Recuento	35	10	2	47	
B	% del total	31,5%	9,0%	1,8%	42,3%	
C	Recuento	25	18	1	44	
C	% del total	22,5%	16,2%	0,9%	39,6%	
Total	Recuento	75	32	4	111	
Total	% del total	67,6%	28,8%	3,6%	100,0%	

Fuente: Datos internos del Hospital General del Norte de Guayaquil IESS Los Ceibos
Elaborado por: Autores.

Tabla 8. *Distribución del grado de hiponatremia según la etapa de la cirrosis*

Estadio clínico de cirrosis		Grados de hiponatremia			Total	Valor P
		Leve	Moderada	Severa		
Etapa de la cirrosis						0,213
Descompensada	Recuento	57	29	3	89	
Descompensada	% del total	51,4%	26,1%	2,7%	80,2%	
Compensada	Recuento	18	3	1	22	
Compensada	% del total	16,2%	2,7%	0,9%	19,8%	
Total	Recuento	75	32	4	111	
Total	% del total	67,6%	28,8%	3,6%	100,0%	

Fuente: Datos internos del Hospital General del Norte de Guayaquil IESS Los Ceibos
Elaborado por: Autores

Tabla 9. *Relación entre el grado de hiponatremia y las complicaciones más frecuentes en pacientes con cirrosis hepática*

Comorbilidades asociadas		Grados de hiponatremia			Total	Valor P
		Leve	Moderada	Severa		
Encefalopatía Hepática						0,071
0	Recuento	30	7	0	37	
	% del total	27,0%	6,3%	0,0%	33,3%	
1	Recuento	16	6	3	25	
	% del total	14,4%	5,4%	2,7%	22,5%	
2	Recuento	18	12	1	31	
	% del total	16,2%	10,8%	0,9%	27,9%	
3	Recuento	11	7	0	18	
	% del total	9,9%	6,3%	0,0%	16,2%	
4	Recuento	0	0	0	0	
	% del total	0,0%	0,0%	0,0%	0,0%	
Total	Recuento	75	32	4	111	
	% del total	67,6%	28,8%	3,6%	100,0%	
Varices esofágicas						0,344
No	Recuento	30	17	1	48	
	% del total	27,0%	15,3%	0,9%	43,2%	
Sí	Recuento	45	15	3	63	
	% del total	40,5%	13,5%	2,7%	56,8%	
Total	Recuento	75	32	4	111	
	% del total	67,6%	28,8%	3,6%	100,0%	
Hemorragia digestiva alta no varicosa (HDA)						0,032
No	Recuento	49	20	0	69	
	% del total	44,1%	18,0%	0,0%	62,2%	
Sí	Recuento	26	12	4	42	
	% del total	23,4%	10,8%	3,6%	37,8%	
Total	Recuento	75	32	4	111	
	% del total	67,6%	28,8%	3,6%	100,0%	
Ictericia						0,124
No	Recuento	64	24	2	90	
	% del total	57,7%	21,6%	1,8%	81,1%	
Sí	Recuento	11	8	2	21	
	% del total	9,9%	7,2%	1,8%	18,9%	
Total	Recuento	75	32	4	111	
	% del total	67,6%	28,8%	3,6%	100,0%	
Ascitis						0,957
No	Recuento	32	14	2	48	
	% del total	28,8%	12,6%	1,8%	43,2%	

Sí	Recuento	43	18	2	63	
	% del total	38,7%	16,2%	1,8%	56,8%	
Total	Recuento	75	32	4	111	
	% del total	67,6%	28,8%	3,6%	100,0%	

Fuente: Datos internos del Hospital General del Norte de Guayaquil IESS Ceibos
Elaborado por: Autores

Tabla 10. *Tabla cruzada de variables: Edad y sexo*

Variable		Sexo		Total	Valor P
		Femenino	Masculino		
Edad					0,909
30 - 50	Recuento	3	2	5	
	% del total	2,7%	1,8%	4,5%	
51 - 70	Recuento	36	36	72	
	% del total	32,4%	32,4%	64,9%	
71 - 91	Recuento	17	17	34	
	% del total	15,3%	15,3%	30,6%	
Total	Recuento	56	55	111	
	% del total	50,5%	49,5%	100,0%	

Fuente: Datos internos del Hospital General del Norte de Guayaquil IESS Los Ceibos
Elaborado por: Autores

Tabla 11. *Tabla cruzada de variables, edad, sexo y grados de hiponatremia*

Variables		Grados de hiponatremia			Total	Valor P
		Leve	Moderada	Severa		
Sexo						0,889
Femenino	Recuento	39	15	2	56	
	% del total	35,1%	13,5%	1,8%	50,5%	
Masculino	Recuento	36	17	2	55	
	% del total	32,4%	15,3%	1,8%	49,5%	
Total	Recuento	75	32	4	111	
	% del total	67,6%	28,8%	3,6%	100,0%	
Edad						0,209
30 - 50	Recuento	4	0	1	5	
	% del total	3,6%	0,0%	0,9%	4,5%	
51 - 70	Recuento	47	23	2	72	
	% del total	42,3%	20,7%	1,8%	64,9%	
71 - 91	Recuento	24	9	1	34	
	% del total	21,6%	8,1%	0,9%	30,6%	
Total	Recuento	75	32	4	111	
	% del total	67,6%	28,8%	3,6%	100,0%	

Fuente: Datos internos del Hospital General del Norte de Guayaquil IESS Los Ceibos
Elaborado por: Autores

Tabla 12. *Tabla cruzada de variables, edad, sexo y estadio clínico de cirrosis*

Variables		Estadio clínico de cirrosis		Total	Valor P
		Descompensada	Compensada		
Sexo					0,365
Femenino	Recuento	43	13	56	
	% del total	38,7%	11,7%	50,5%	
Masculino	Recuento	46	9	55	
	% del total	41,4%	8,1%	49,5%	
Total	Recuento	89	· 22	111	
	% del total	80,2%	19,8%	100,0%	
Edad					0,002
30 - 50	Recuento	1	4	5	
	% del total	0,9%	3,6%	4,5%	
51 - 70	Recuento	61	11	72	
	% del total	55,0%	9,9%	64,9%	
71 - 91	Recuento	27	7	34	
	% del total	24,3%	6,3%	30,6%	
Total	Recuento	89	22	111	
	% del total	80,2%	19,8%	100,0%	

Fuente: Datos internos del Hospital General del Norte de Guayaquil IESS Los Ceibos
Elaborado por: Autores

Tabla 13. *Tabla cruzada de variables, sexo y complicaciones de la cirrosis hepática*

Variable		Sexo		Total	Valor P
		Femenino	Masculino		
Encefalopatía Hepática					0,440
0	Recuento	22	15	37	
	% del total	19,8%	13,5%	33,3%	
1	Recuento	11	14	25	
	% del total	9,9%	12,6%	22,5%	
2	Recuento	13	18	31	
	% del total	11,7%	16,2%	27,9%	
3	Recuento	10	8	18	
	% del total	9,0%	7,2%	16,2%	
4	Recuento	0	0	0	
	% del total	0,0%	0,0%	0,0%	
Total	Recuento	56	55	111	
	% del total	50,5%	49,5%	100,0%	
Varices esofágicas					0,046
No	Recuento	19	29	48	
	% del total	17,1%	26,1%	43,2%	
Sí	Recuento	37	26	63	
	% del total	33,3%	23,4%	56,8%	
Total	Recuento	56	55	111	
	% del total	50,5%	49,5%	100,0%	
Hemorragia digestiva alta no varicosa (HDA)					0,478
No	Recuento	33	36	69	
	% del total	29,7%	32,4%	62,2%	
Sí	Recuento	23	19	42	
	% del total	20,7%	17,1%	37,8%	
Total	Recuento	56	55	111	
	% del total	50,5%	49,5%	100,0%	
Ictericia					0,440
No	Recuento	47	43	90	
	% del total	42,3%	38,7%	81,1%	
Sí	Recuento	9	12	21	
	% del total	8,1%	10,8%	18,9%	
Total	Recuento	56	55	111	
	% del total	50,5%	49,5%	100,0%	
Ascitis					0,494
No	Recuento	26	22	48	
	% del total	23,4%	19,8%	43,2%	
Sí	Recuento	30	33	63	

	% del total	27,0%	29,7%	56,8%	
Total	Recuento	56	55	111	
	% del total	50,5%	49,5%	100,0%	

Fuente: Datos internos del Hospital General del Norte de Guayaquil IESS Los Ceibos.
Elaborado por: Autores

Tabla 14. *Tabla cruzada de variables, edad y complicaciones de la cirrosis hepática*

Variable		Edad			Total	Valor P
		30 - 50	51 - 70	71 - 91		
Encefalopatía Hepática						0,333
0	Recuento	3	23	11	37	
	% del total	2,7%	20,7%	9,9%	33,3%	
1	Recuento	2	14	9	25	
	% del total	1,8%	12,6%	8,1%	22,5%	
2	Recuento	0	20	11	31	
	% del total	0,0%	18,0%	9,9%	27,9%	
3	Recuento	0	15	3	18	
	% del total	0,0%	13,5%	2,7%	16,2%	
4	Recuento	0	0	0	0	
	% del total	0,0%	0,0%	0,0%	0,0%	
Total	Recuento	5	72	34	111	
	% del total	4,5%	64,9%	30,6%	100,0%	
Varices esofágicas						0,940
No	Recuento	2	32	14	48	
	% del total	1,8%	28,8%	12,6%	43,2%	
Sí	Recuento	3	40	20	63	
	% del total	2,7%	36,0%	18,0%	56,8%	
Total	Recuento	5	72	34	111	
	% del total	4,5%	64,9%	30,6%	100,0%	
Hemorragia digestiva alta no varicosa (HDA)						0,566
No	Recuento	2	46	21	69	
	% del total	1,8%	41,4%	18,9%	62,2%	
Sí	Recuento	3	26	13	42	
	% del total	2,7%	23,4%	11,7%	37,8%	
Total	Recuento	5	72	34	111	
	% del total	4,5%	64,9%	30,6%	100,0%	
Ictericia						0,752
No	Recuento	4	57	29	90	
	% del total	3,6%	51,4%	26,1%	81,1%	
Sí	Recuento	1	15	5	21	
	% del total	0,9%	13,5%	4,5%	18,9%	
Total	Recuento	5	72	34	111	
	% del total	4,5%	64,9%	30,6%	100,0%	
Ascitis						0,597
No	Recuento	3	29	16	48	
	% del total	2,7%	26,1%	14,4%	43,2%	
Sí	Recuento	2	43	18	63	

	% del total	1,8%	38,7%	16,2%	56,8%	
Total	Recuento	5	72	34	111	
	% del total	4,5%	64,9%	30,6%	100,0%	

Fuente: Datos internos del Hospital General del Norte de Guayaquil IESS Los Ceibos
Elaborado por: Autores

ANEXO 2. RESULTADOS DE GRÁFICOS

Gráfica 4. *Reconocimiento de la muestra*

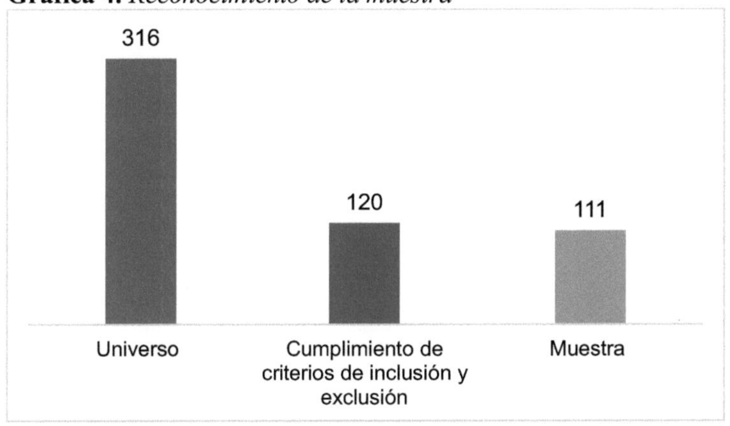

Gráfica 5. *Sexo de los pacientes dentro del estudio*

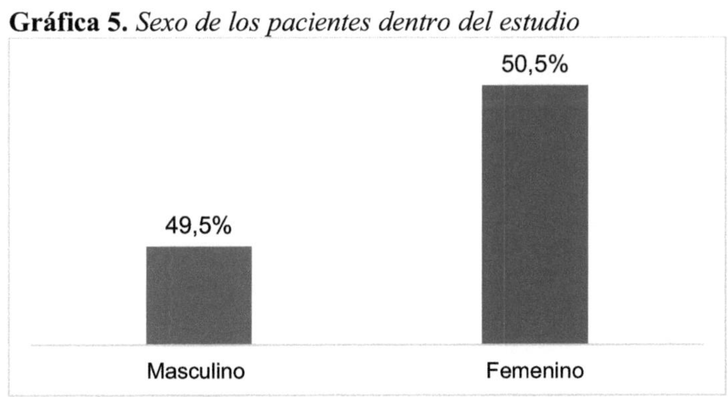

Gráfica 6. *Uso de fármacos (diuréticos) en la población estudiada*

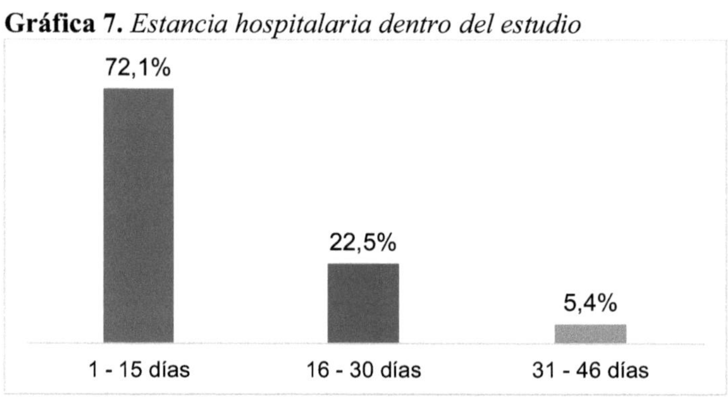

Gráfica 7. *Estancia hospitalaria dentro del estudio*

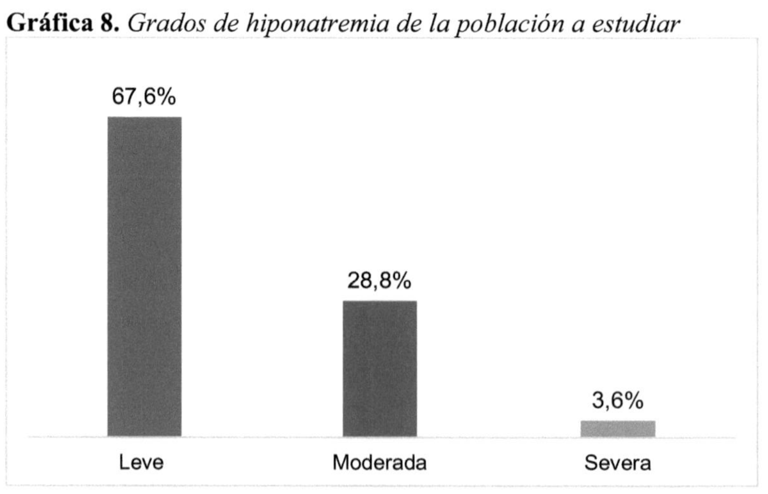

Gráfica 8. *Grados de hiponatremia de la población a estudiar*

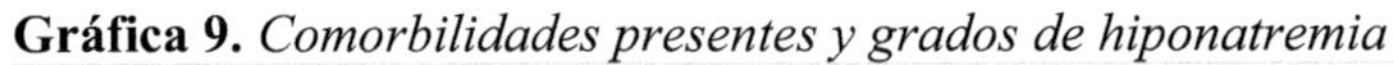

Gráfica 9. *Comorbilidades presentes y grados de hiponatremia*

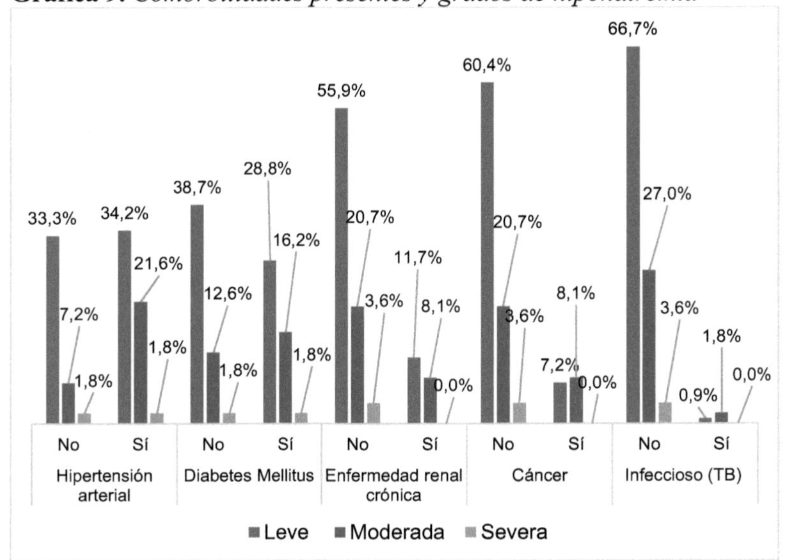

Gráfica 10. *Relación entre gravedad de la cirrosis y grados de hiponatremia*

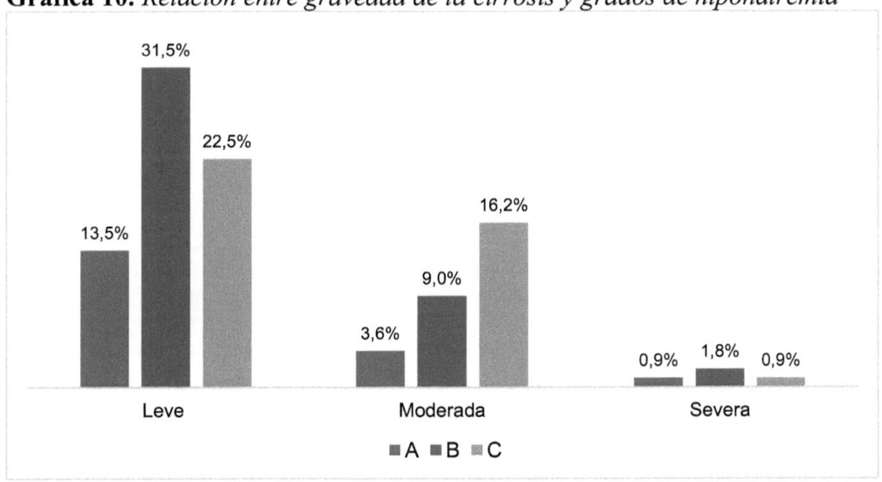

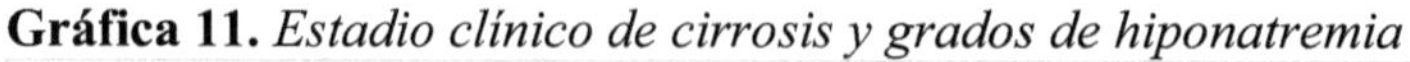

Gráfica 11. *Estadio clínico de cirrosis y grados de hiponatremia*

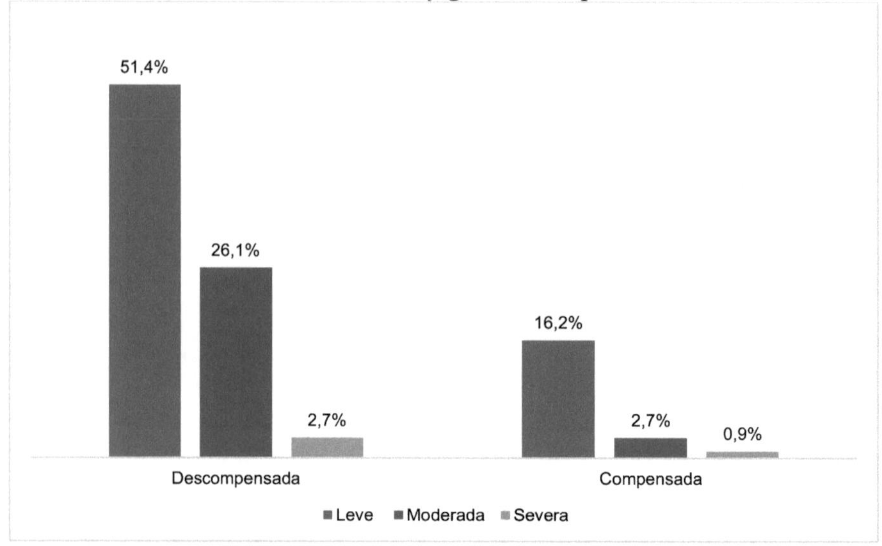

Gráfica 12. *Complicaciones y grados de hiponatremia*

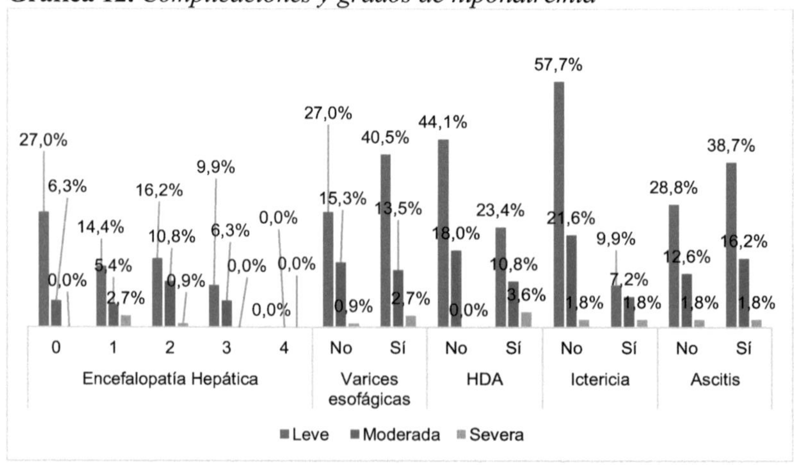

Gráfica 13. *Relación entre edad y sexo de la población estudiada*

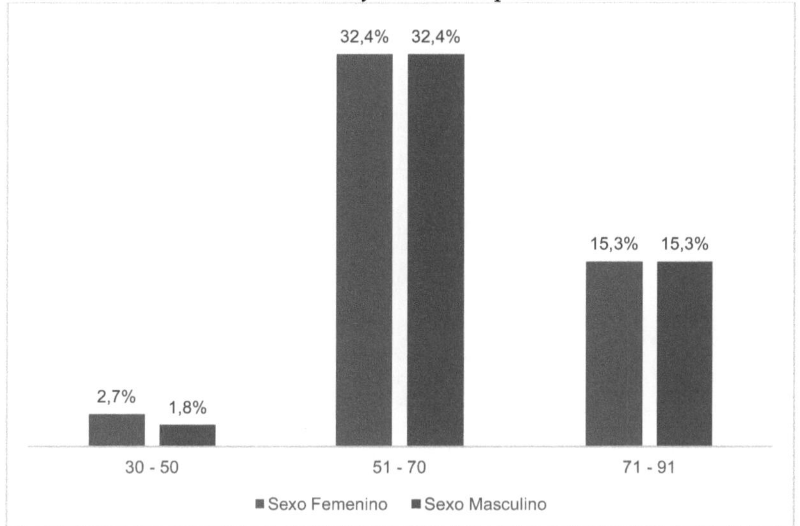

Gráfica 14. *Relación entre edad, sexo y los grados de hiponatremia*

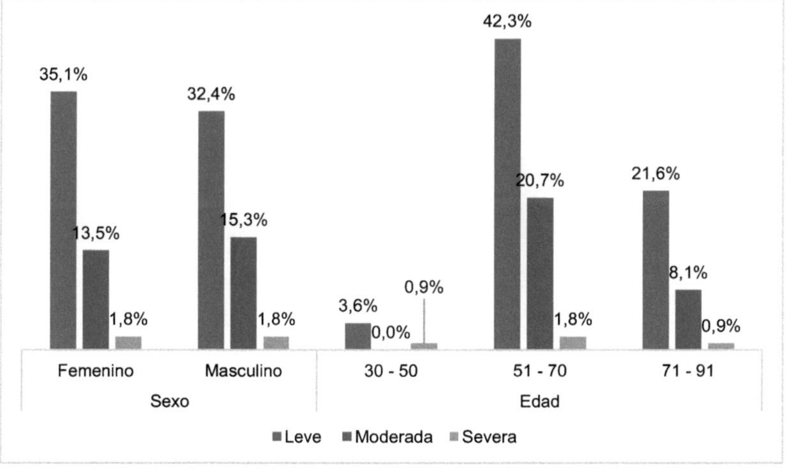

Gráfica 15. *Relación entre edad, sexo y estadio clínico de cirrosis*

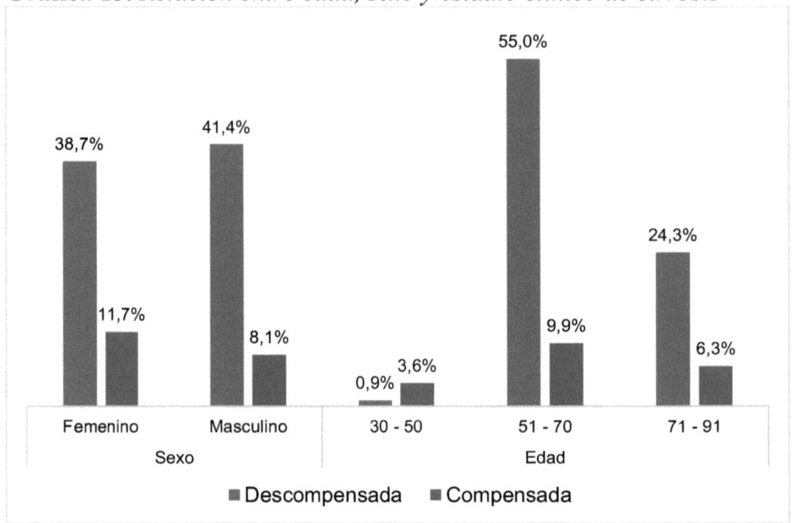

Gráfica 16. *Relación entre el sexo y complicaciones más frecuentes en los pacientes a estudiar*

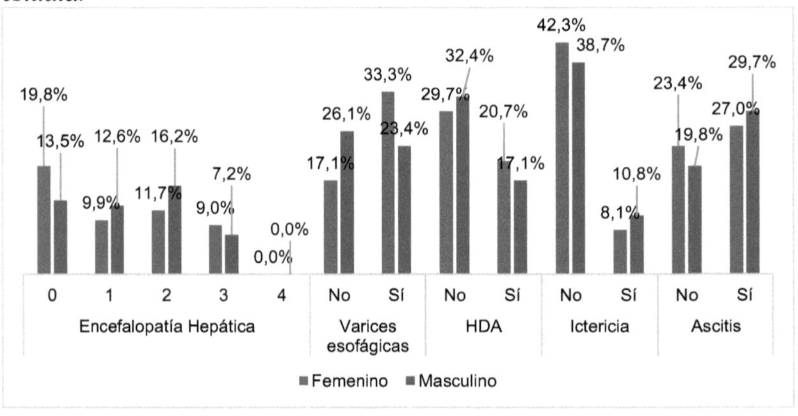

Gráfica 17. *Relación entre la edad y complicaciones de la cirrosis hepática*

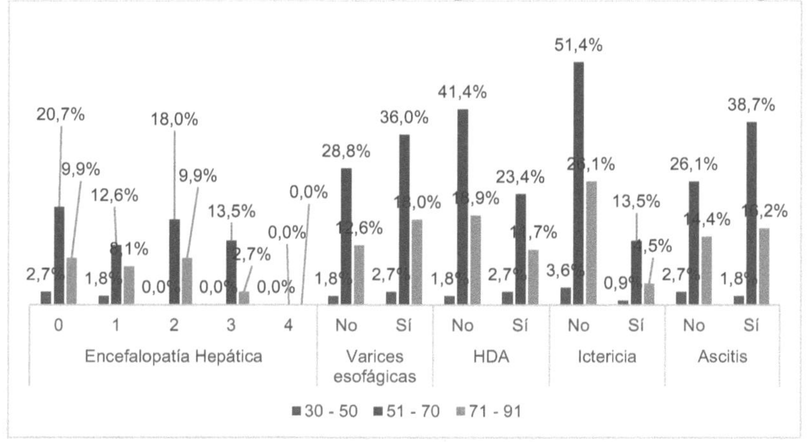

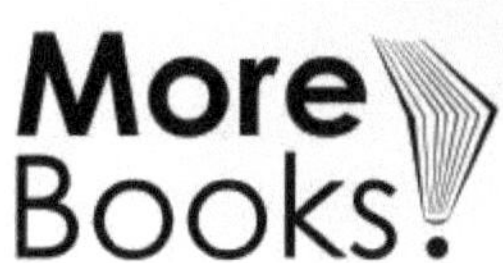

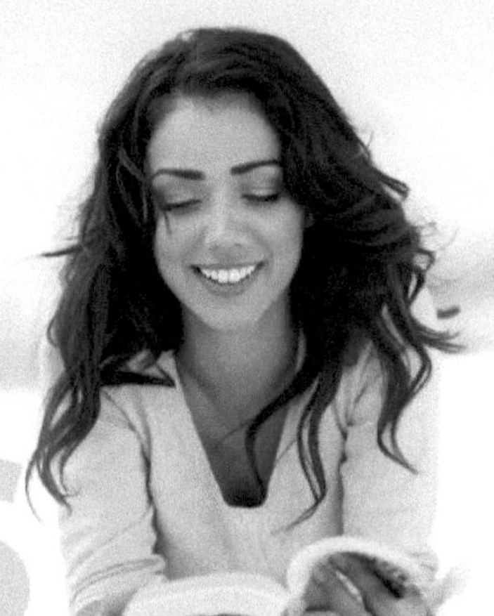

Buy your books fast and straightforward online - at one of world's fastest growing online book stores! Environmentally sound due to Print-on-Demand technologies.

Buy your books online at
www.morebooks.shop

¡Compre sus libros rápido y directo en internet, en una de las librerías en línea con mayor crecimiento en el mundo! Producción que protege el medio ambiente a través de las tecnologías de impresión bajo demanda.

Compre sus libros online en
www.morebooks.shop

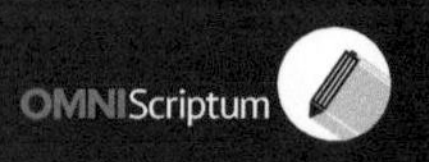

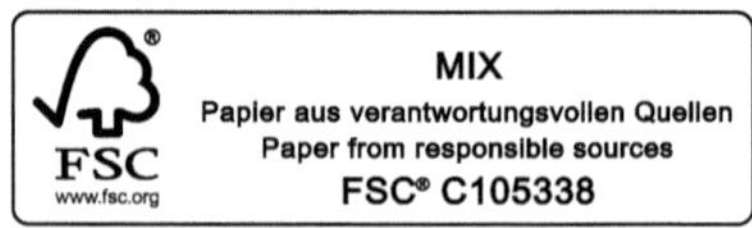

Printed by Books on Demand GmbH, Norderstedt / Germany